LA GENIALIDAD

DE LA LOCURA

Cómo superé el Trastorno Obsesivo Compulsivo

Libro de texto

LA GENIALIDAD
DE LA LOCURA

Cómo superé el Trastorno Obsesivo Compulsivo

Alexander Rodríguez Guzmán

Primera edición: Noviembre del 2013

ISBN-13: 978-1493652617

ISBN-10: 1493652613

Editado por Editorial Imperia SAC

www.dominiomental.com

info@dominiomental.com

ÍNDICE

INTRODUCCIÓN

La sociedad en la que vivimos está llena de paradigmas, donde siempre se nos dice qué hacer y qué no, donde somos educados para distinguir lo que "la sociedad" considera correcto o incorrecto. Pero ¿crees que todo lo que te han dicho es en verdad correcto o incorrecto? ¿tienes la certeza de que todo lo que hasta ahora conoces es 100% verdad?

Los límites para la mente humana no existen, solo existe una sociedad y la necesidad de clasificar todo e incluso lo inclasificable: él está loco, ella no, él es normal, él es un genio, ella es tonta. ¿Has escuchado esto alguna vez?

La genialidad es para todos, al igual que la locura, porque únicamente se requiere un factor para pertenecer a alguna de ellas: "la necesidad de ver el mundo diferente". Pero que tan diferente puede ser la locura de la genialidad, ¿existen límites entre ambas? O, tal vez, la locura es tan solo una fuerza que no logramos dominar y que si lo hiciéramos podríamos ser verdaderos genios.

Ser diferente no es malo, y bajo este contexto: ¿qué tan diferente eres tú para el mundo?

Las conductas no se cambian, solo se les da un enfoque diferente, solo se redireccionan; por esa razón, el TOC como conducta puede llevarte a lograr lo que tú quieras.

De la locura a la genialidad es un libro manual con muchas respuestas y muchas más preguntas, que tienen por único fin dominar el TOC, y para lograrlo déjame ser tu coach, tu entrenador, me autodesigno de esa manera porque te guiaré paso a paso en este proceso de autoconocimiento, autocomprensión y de logro.

Este libro está compuesto por una serie de diez pasos, descritos de forma sencilla y simple. Sin embargo, tengo tres exigencias para ti, y que sé que las cumplirás a cabalidad:

a) Tienes que hacer lo que este libro te diga, al pie de la letra.

b) No puedes pasar de un paso al otro sin antes cumplir el reto del paso anterior.

c) Este libro no es un libro de lectura rápida, para leer en un día, sino un libro reflexivo, que releerás cada vez que sea necesario.

Te recomiendo ir poco a poco, un reto diario a la vez, uno por día, tómate tú tiempo, porque los grandes cambios son los que van lento.

Cada paso (son diez) contiene un reto y una práctica. El reto consiste, como su nombre lo indica, en realizar una acción contextualizada a tu vida personal. La práctica sirve para estimular los tres canales comunicativos y crear un nuevo programa mental para tu TOC. ¿Sabes qué son los canales comunicativos y un programa mental? Si no lo sabes aún, muy pronto lo sabrás.

Estas prácticas integran cosas cotidianas y mejorarán tu vida de forma inmediata, solo necesitarás paciencia y práctica.

EL TOC COMO UN PROGRAMA MENTAL

El TOC (Trastorno Obsesivo Compulsivo) es un programa mental que se llena de datos a lo largo de nuestra vida y se arraiga en nuestra mente instalando creencias. Esto se da de forma inconsciente, no nos percatamos cómo y cuándo ocurre con exactitud. Solo que un día aparece el TOC mágicamente y para algunos este no se va jamás.

Un programa mental es un conjunto de instrucciones, una receta que te dice cómo actuar ante un determinado suceso, externo o interno.

Te pregunto entonces:

- ¿Acaso el TOC no te ha dicho cómo actuar ante un determinado miedo, peligro u obsesión?

Definitivamente que sí, y es porque el TOC es un programa mental.

Nuestra mente no tiene libre albedrío o libre capacidad de decisión, ya que la gran mayoría de nuestras acciones y reacciones son realizadas de forma inconsciente, guiados por los programas mentales.

A nivel fisiológico, por ejemplo:

Recuerdas:

- ¿Cuántas veces parpadeaste el día de hoy?
- ¿Cuántos latidos dio tu corazón?
- ¿Cuántas proteínas absorbió tu cuerpo de la comida que ingeriste hoy?
- ¿Cuántas veces salivaste?

En definitiva, no tienes respuesta a estas interrogantes porque esos procesos se dan de forma inconsciente, es decir, ni siquiera te diste cuenta de cómo y cuándo sucedieron, pero, entonces: ¿quién se encarga de monitorizar todos esos procesos tan importantes en tu cuerpo?

La respuesta está en tu mente inconsciente, ella se encarga de todos esos procesos, porque posee programas mentales que le indican al cuerpo cómo tiene que actuar ante determinadas situaciones fisiológicas o psicológicas. Algunos de esos programas mentales ya vienen en nuestro código genético y otros son adquiridos a lo largo de nuestra vida.

A nivel psicológico, por ejemplo, te pregunto:

- ¿En algún momento has reaccionado de tal forma que te has

desconocido, porque jamás pensabas actuar de esa forma?

− ¿Te asustan cosas que a los demás, les causa risa?

− ¿Tienes costumbres que los demás consideran absurdas y tontas?

− ¿Te sientes raro porque no comprendes tus emociones?

Todo ese patrón de conducta que no entiendes, todas esas reacciones psicológicas y conductuales peculiares en ti y los demás, se deben a los programas mentales que tiene la mente inconsciente. Esa programación mental hace que reacciones de una u otra forma ante un determinado estímulo; sin embargo, todos los seres humanos no compartimos los mismos programas mentales, ya que son distintos para cada uno de nosotros, porque algunos vienen con nuestro código genético y otros van adquiriéndose a lo largo de nuestra vida; por esa razón, los seres humanos reaccionamos distinto ante un mismo estímulo.

Los programas mentales están constantemente influenciados por la realidad exterior, la sociedad o por nosotros mismos, y pueden ser positivos o negativos, favorables o desfavorables.

Estos programas mentales se crean y se modifican constantemente, siempre y cuando seamos conscientes de ellos y tomemos la decisión de cambiarlos.

La mente humana lo graba absolutamente todo: lo que ves, lo que oyes, lo que tocas, lo que degustas, lo que hueles, inclusive las emociones que en algún momento tuviste quedan grabadas en tu mente, ya sea en el lado consciente o en el lado inconsciente.

La información del exterior llega a nosotros mediante tres canales comunicativos bien definidos, y estos son:

- **Canal visual:** Recibimos información del exterior a través de la vista. Aprendemos de las cosas que vemos.

- **Canal auditivo:** Recopilamos información a través de las cosas que oímos.

- **Canal kinestésico:** La información llega a través del gusto, tacto, olfato y por las emociones.

En un principio toda esa información ingresa por tu parte consciente (eres capaz de recordarla y analizarla), pero dependiendo de la calidad y la utilidad de esa información, puede ser almacenada en la mente consciente o pasar a la mente inconsciente.

En la mente inconsciente se encuentra lo que no recuerdas fácilmente: vivencias, recuerdos, temores, paradigmas, creencias, etc.; que nunca han sido borrados, solo están almacenados y en algún momento pueden influir en tus decisiones sin que te percates que fueron estos recuerdos inconscientes los que te hicieron actuar de alguna forma determinada. Es por esa razón que a veces no entiendes tu forma de comportarte, odias tu comportamiento y te preguntas muchas veces: ¿por qué soy así?, ¿por qué me comporto de esa manera? La respuesta está en los programas mentales que tienes en el inconsciente.

Los canales comunicativos, visual, auditivo y kinestésico, no siempre están equilibrados, porque cada persona siempre tiene mayor predilección por alguno de ellos y los podemos clasificar en:

- **Personas visuales:**

  Ellos recopilan más información observando, se sienten más cómodos viendo las cosas; son las personas que tienen que ver para creer.

¿Cómo reconoces a este tipo de personas?

Se les reconoce fácilmente por la forma en que se expresan o hablan. Usan en su lenguaje cotidiano verbos visuales, por ejemplo:

- Nos vemos mañana, cómo lo ves tú, no te veo bien, no está claro, etc.

Estas personas están siempre muy atentas visualmente de las cosas que pasan a su alrededor, todo lo quieren ver y les importa mucho lo que ven.

— Personas auditivas:

Ellos recopilan más información oyendo, se sienten más cómodos escuchando la información.

¿Cómo reconoces a este tipo de personas?

Se les reconoce por su forma de hablar. Usan verbos auditivos en su lenguaje cotidiano, por ejemplo:

- Mañana hablamos, no te oyes bien, esto no me suena bien.

Estas personas prefieren hablar y escuchar a la gente, son personas que disfrutan de la oratoria y de las conversaciones habladas.

— Personas kinestésicas:

Ellos recopilan más información sintiendo las cosas, degustando, oliendo, tocando o sintiendo.

¿Cómo reconoces a este tipo de personas?

Se les reconoce por su forma de hablar. Usan verbos kinestésicos en su lenguaje cotidiano, por ejemplo:

- ¡No te siento bien, te pasa algo!, esta situación no me huele bien, esa experiencia me dejo un mal sabor de boca.

Estas personas tienen aptitudes kinestésicas en su comportamiento: te abrazan frecuentemente, por ejemplo, porque les gusta tocar y ser tocados.

Todos los seres humanos disponemos de los tres canales comunicativos, pero no los usamos en forma equilibrada, ya que sentimos predilección por alguno de ellos; por esa razón, el 50 % de las personas son visuales, sin embargo, puede haber convivencia entre el uso de dos canales o de los tres a la vez en mayor o menor grado el uno del otro.

La comunicación en nuestras relaciones sociales no es efectiva si dos personas no usan el mismo canal comunicativo; por esa razón, a veces la gente no se entiende.

Imagínate la siguiente escena:

Una pareja de esposos, el marido es muy visual y la esposa es muy auditiva. Al marido le gusta que su esposa lo sorprenda con detalles visuales, una ropa bonita, un obsequio, algo que él pueda ver. En cambio a la esposa le gusta que su marido le diga cosas bonitas, que le hable al oído, que la escuche y sentirse comprendida cuando le hable.

Esta pareja se encuentra en canales comunicativos distintos. Mientras el esposo prefiere las cosas concretas y visibles, la mujer prefiere lo abstracto, como las palabras.

Si tienes una pareja visual, le gustará verte, bien aseado/a, peinado/a, con ropa bonita y sexy, luciendo siempre bien presentable. Si tienes una pareja auditiva, le gustará que siempre le digas cosas bonitas, que le hables y le escuches con calma y paciencia.

Este desequilibrio comunicativo existente en la pareja es el responsable de que las personas no se entiendan y no se comuniquen de forma efectiva; y con efectivo nos referimos a que el mensaje llegue con claridad y precisión al receptor.

Si tuvieras una pareja kinestésica, le gustará que siempre le acaricies, abraces o toques constantemente; porque así es su forma de comunicar emociones, es su forma de expresarse y sienten predilección por ese determinado canal comunicativo.

El usar con mayor predilección un canal no es algo que esté mal, porque sencillamente es nuestra naturaleza, es nuestro gusto comunicativo. Pero qué sucede cuando este desequilibrio comunicativo nos trae problemas y dos personas sienten literalmente que no hablan en el mismo idioma.

Entonces, ¿qué hacer en estos casos?

a) Tener conocimientos acerca de los tres canales comunicativos.

b) Identificar tu canal comunicativo predilecto, para después identificar el canal de la gente con la que tratas.

c) Y, por último, comprender el canal comunicativo que poseemos y el de las demás personas con el cual tratamos, si bien no es nuestro canal predilecto o tal vez sí, esa versatilidad comunicativa que desarrollemos si practicamos, nos hará entender y ser entendido por todos.

Solo de esta forma se logra una comunicación efectiva y empatía con quienes te rodean.

Solo cuando nuestros canales comunicativos están equilibrados, podemos tener una percepción concreta de la realidad; lograrlo es fácil porque la versatilidad comunicativa está incorporada en nuestros genes, y es importante hacerlo porque solo las personas que tienen sus canales comunicativos equilibrados pueden entender y ser entendidos por todos.

Entonces: ¿qué es la programación neurolingüística?, y ¿cómo está relacionada con el TOC?

Definamos los términos:

- **Programación:** Es un conjunto de instrucciones.
- **Neuro:** Son todos los procesos mentales inherentes al ser humano.
- **Lingüística:** El lenguaje con el cual nos comunicamos socialmente o internamente.

La Programación Neurolingüística es la forma en la que le damos instrucciones a nuestra mente, mediante las palabras (verbales) o pensamientos, para que esta realice alguna acción o algún proceso mental en específico.

Los seres humanos, en forma constante, estamos enviando mensajes al exterior y a nosotros mismos mediante palabras verbales o mentales (pensamientos). Estos mensajes pueden ser positivos, negativos, alentadores, humillantes, etc.

La programación neurolingüística es una conversación interna o externa, privada o pública, pero que como tal siempre queda almacenada en nuestro inconsciente. Entonces, la programación neurolingüística es el cómo las palabras verbales, mentales y vivencias programan nuestro comportamiento a futuro. Este comportamiento puede ser favorable o desfavorable, positivo o negativo.

Cuando los datos han sido recopilados a través de nuestros canales comunicativos, son las neuronas quienes almacenan esa información, ellas son las archivadoras de datos y son las que crean redes neuronales, a las que nuestra mente recurre cuando quiere recordar algo. Pero esa información muchas veces no viene sola, sino que llega acompañada de emociones. Por esa razón, determinadas canciones, olores, sensaciones, te traen a la mente recuerdos particulares.

Por ejemplo, cuando escuchas una determinada canción en un momento triste de tu vida, cuando vuelves a escuchar esa canción revivirás ese recuerdo y con el aparecerán las emociones.

Pero seguramente te preguntas: ¿cómo las palabras pueden programar una vida?

Todo parte de las palabras y a raíz de ellas se desencadena un efecto dominó, son siete escalones que forman el destino de una persona, donde todo nace en las palabras. Estos escalones son siete:

1. Las palabras:

Las palabras son los elementos del lenguaje que tienen por finalidad comunicar y llevar un mensaje.

Te has fijado alguna vez en:

- ¿Qué palabras son las que más usas en tu vida cotidiana?

- ¿Eres positivo en las palabras que usas?

- ¿Tienes palabras positivas acerca de tu futuro?

- ¿Qué palabras te dices para motivarte o desmotivarte?

- ¿Qué mensajes le mandas a tu mente cuando te sientes feliz o triste, animoso o cansado?

2. Los pensamientos:

Los pensamientos son la actividad intelectual resultante de procesar la información que llega por los canales comunicativos.

Las palabras que usas frecuentemente se convierten en ideas, creencias, paradigmas o programas mentales.

3. Las emociones:

Son generadas por los pensamientos, se consideran como estados afectivos transitorios. Los pensamientos traen consigo emociones (positivas, negativas, afectivas, etc.)

La suma de palabras, pensamientos y emociones es lo que crea un programa mental.

4. El comportamiento:

Es un conjunto de actos fisiológicos, mentales, verbales y motrices, mediante el cual un individuo se relaciona con su medio social. Es la manera de proceder en base a las palabras, pensamientos y emociones.

5. Los hábitos:

Son comportamientos repetidos frecuentemente. Cuando una conducta (comportamiento) se repite constantemente se convierte en un hábito.

6. La personalidad:

Es el conjunto de cualidades y características psíquicas que una persona expresa y de esa forma la distingue de las demás.

Nuestra personalidad es la sumatoria del tipo de palabras que usamos frecuentemente, de los pensamientos que tenemos, de las emociones que estos nos causan, de los comportamientos que practicamos y de los hábitos que generamos.

7. El destino:

Lo formas tú y es el inevitable resultado de los acontecimientos y decisiones en tu vida.

Entonces, resumiendo:

La repetición constante de tus palabras generan pensamientos comunes característicos en ti, estos pensamientos forman ideas, programas mentales y creencias. Estos pensamientos traen consigo emociones, las cuales nos inspiran a practicar ciertos comportamientos. La repetición de estos comportamientos los convierte en hábitos, positivos o negativos. La frecuencia de estos hábitos caracteriza tu personalidad. Al final, esta cadena crea tu destino, es decir, lo que eres o lo que tienes en la actualidad.

Por ejemplo:

Una persona negativa, que siempre usa palabras negativas, solo puede tener pensamientos negativos, los cuales traen emociones negativas y que lo obligan a comportarse de forma negativa. La repetición de este comportamiento negativo forma un hábito negativo, lo cual se refleja en su personalidad que también es negativa, que lo único que puede traer es un destino negativo.

Si tienes palabras positivas, tus resultados serán positivos; porque si siembras maíz, por ejemplo, no esperes cosechar manzanas.

Todo parte de las palabras, ellas son las que crean un futuro... si tienes palabras positivas, tendrás una cadena positiva.

Por ejemplo:

Juan Carlos tiene 25 años, cree que es un fracasado porque algunas cosas no han resultado como él quería, a cada momento se repite que es un fracasado (palabras). Sus pensamientos también son de fracaso y están acompañados de frustración y desdén (emociones).

Juan Carlos ahora se comporta como lo haría un fracasado, y ese comportamiento se convierte en un hábito, que lo único que puede traer es un destino de fracaso, y que Juan Carlos nunca logre ninguno de sus propósitos.

Este es el proceso neurolingüístico que forma programas mentales, los cuales modulan, frenan y dominan tu vida. Todo empieza en las palabras.

Te preguntarás, entonces: ¿cómo la programación neurolingüística influye en el Trastorno Obsesivo Compulsivo?

Todo radica en que el TOC es una conducta y está arraigada en el inconsciente. Las obsesiones en el TOC son desatadas por creencias y nuestro comportamiento ansioso frente a ellas, no es más que una PNL (Programación Neurolingüística) mal enfocada.

Toda la información del mundo exterior llega a nosotros a través de nuestros canales comunicativos, y esta es asimilada en nuestro "yo interior", y en base a esa información se crean patrones de conducta.

Entonces, siguiendo el esquema anterior de los siete escalones:

1. Las palabras:

  – ¿Qué palabras usa frecuentemente un obsesivo compulsivo?

  – ¿Qué información ha recopilado del exterior para actuar de esa manera tan obsesiva?

  – ¿Qué palabras usa para referirse al TOC?

2. Los pensamientos:

  – ¿Qué pensamientos tiene un obsesivo?

- ¿Qué patrones mentales poseen sus pensamientos?
- ¿Qué es lo que cree acerca del TOC?

3. Las emociones:

- ¿Qué emociones siente un obsesivo compulsivo?
- ¿Cómo se siente con respecto al TOC?
- ¿Qué emociones desencadenan, el practicar la obsesión y la compulsión?

4. Comportamientos:

- ¿Qué comportamientos practica un obsesivo compulsivo?
- ¿Qué experiencias tiene acumuladas en su interior para practicar esa conducta autodestructiva?
- ¿Cómo se comporta un obsesivo compulsivo frente a la obsesión, compulsión y ansiedad?

5. Los hábitos:

- ¿Qué hábitos tiene un obsesivo compulsivo?
- ¿Qué comportamientos ha practicado tanto que al no hacerlos, le causa ansiedad?
- ¿Qué hábitos convierte en rituales para sentirse seguro?

6. Personalidad:

- ¿Cómo es la personalidad de un obsesivo compulsivo?
- ¿Cómo se ve a sí mismo frente al TOC?

—   ¿Cómo se siente consigo mismo respecto al TOC?

7. Destino:

—   ¿Cómo será el destino de un obsesivo compulsivo?

—   ¿Qué futuro le espera a alguien que no deja de tener obsesiones, rituales y ansiedad?

—   ¿Qué programación neurolingüística tendrá un obsesivo compulsivo?

LOS 10 PASOS A LA GENIALIDAD
PARA OBSESIVOS COMPULSIVOS

PASO Nº 1

¿QUIÉN ERES Y QUÉ QUIERES?

Quiero darte mis felicitaciones por estar aquí, en este primer paso, persiguiendo una meta clara, ya estás en la mitad del camino, de hoy en adelante tu único objetivo es "Dominar el TOC". Tenlo siempre presente.

Yo sé que quieres cambiar tu situación actual y lo lograremos juntos, por lo tanto quiero decirte algunas cosas:

- El cómo vives actualmente, el cómo te sientas justo ahora por culpa del TOC, es solo responsabilidad tuya.
- No trates de buscar culpables para tu situación actual, no pierdas el tiempo en ello, porque es inútil hacerlo, tú eres el único responsable de que tu TOC esté desenfrenado y te cause problemas, tú se lo has permitido, porque tú eres actualmente lo que has creído de ti mismo.

  Por ejemplo: algunas personas creen que nunca podrán aprender a nadar, y nunca lo logran; otras personas creen que las matemáticas son complicadas y nunca logran aprenderlas; en consecuencia, terminan odiándolas. Y en tu caso, creíste que nunca podrías dominar el TOC, por eso, hoy te causa muchos problemas.

- Todo lo que en un momento has creído, hoy es una realidad. Por esa razón, siéntete responsable del cómo eres y lo que tienes actualmente. Tú has sido el que se ha puesto los límites.

— La vida no va cambiar por ti, pero tú puedes cambiar tu forma de percibirla. La decisión es solo tuya.

— Tú eres el dueño de tu vida y nadie más.

— Tú eres quien permite que te dañen.

— Tú eres quien decides qué hacer con tu vida.

— Tú eres quien permite que el TOC se apodere de ti.

1. LA PROGRAMACIÓN OBSESIVA COMPULSIVA

Para descubrir tu programación obsesiva compulsiva, responde la siguiente pregunta:

¿Qué haces cuando aparecen los pensamientos obsesivos?

Te doy estas tres alternativas, elige la que tú prácticas:

a) Cedes a la obsesión, generas o realizas un ritual.

b) Luchas contra la obsesión y la ansiedad que te producen, pero al final cedes al ritual, el acto por el que calmas la ansiedad.

c) Conoces y racionalizas la obsesión, te das cuenta que es absurda, la redireccionas, disipas la ansiedad y sigues adelante con tu vida.

A continuación, desarrollemos ampliamente cada una de las alternativas anteriores:

a) Si elegiste: "Ceder a la obsesión, generas o realizas un ritual"

Los desencadenantes de las obsesiones son muchos: La limpieza, contaminación, las enfermedades, sexualidad, la violencia, religión, la perfección, accidentes, las supersticiones, apariencia corporal, los números, objetos, la muerte, la seguridad, etc.

Estos desencadenantes siempre han existido y existirán a lo largo de la historia en la sociedad y en nuestra vida; el problema está en ¿cómo los percibe el obsesivo compulsivo?, ¿qué significan para él cada uno de estos desencadenantes?

Nos preguntamos entonces:

– ¿Por qué toma tan mal el obsesivo compulsivo los desencadenantes de las obsesiones?

– ¿Qué programas mentales tiene el obsesivo compulsivo que lo hacen reaccionar de tal manera u otra ante un desencadenante de obsesión?

– ¿Qué pensamientos tiene un obsesivo compulsivo?

Si has elegido esta opción "Cedes a la obsesión, generas o realizas un ritual", tu mente está acostumbrada a ceder ante la obsesión y la ansiedad; por lo tanto, tienes programas mentales con la siguiente estructura:

Miedo - Obsesión – Ansiedad – Compulsiones o rituales – Seguridad Momentánea

La seguridad solo es momentánea porque luego vuelve el miedo, ya sea en la misma obsesión o con otra, y el ciclo continua.

b) Si elegiste: "Luchar contra la obsesión y la ansiedad, pero al final cedes al ritual"

El programa mental que tienes es:

Miedo - Obsesión – Ansiedad – Lucha – Compulsiones o rituales – Seguridad Momentánea.

Este programa se apodera de la vida de un obsesivo compulsivo, a tal grado que se generan hábitos ansiosos, es decir, que al no ser realizados, se produce tal crisis de ansiedad que lo obliga a hacerlos de forma inmediata.

Entonces, te pregunto: ¿Te has sentido extraño, como si algo te faltara al dejar de hacer el ritual? Me imagino que sí, y eso ocurre porque las obsesiones, compulsiones y rituales se convierten en hábitos ansiosos.

Si has decidido luchar contra el TOC, no basta con negarse a la obsesión, no basta con ignorar la ansiedad, sino que hay que realizar un proceso de "racionalización".

La racionalización nos da las bases argumentativas para luchar contra la obsesión, si luchas contra ella sin haber realizado este proceso, la obsesión te vencerá y será inútil aplicar técnicas de control de ansiedad o las que sean, porque no servirán y al final terminarás cumpliendo el círculo vicioso del TOC:

Miedo - Obsesión – Ansiedad – Compulsiones o rituales – Seguridad
Momentánea

Las obsesiones tienen una causa, un origen, hay algo que las provoca y que las desencadena, pero:

- ¿Por qué algunas personas son más susceptibles a estos desencadenantes que otros?

- ¿Por qué a algunas personas les afectan ciertos "pensamientos negativos" mientras que a otras no les causan molestia alguna?

La respuesta a estas preguntas está en el inconsciente y en los programas mentales que esta contenga.

c) Si elegiste: "Conocer, racionalizar la obsesión, darte cuenta que es absurda, redireccionarla, disipar la ansiedad y seguir con tu vida"

Si practicas esta opción estás en el camino correcto para lograr el dominio completo del TOC.

Existe un método que he llamado "El Método CRR" por sus siglas en español (Conocimiento, Racionalización y Redirección) y se aplica de la siguiente forma:

EL CONOCIMIENTO:

Para dominar la obsesión, primero tienes que conocer la causa; es decir, lo que da origen a la obsesión, el desencadenante inmediato.

Analiza tus obsesiones en base a las siguientes preguntas:

- − ¿Qué programas mentales tiene esa obsesión?
- − ¿Qué elementos emocionales desencadenan las obsesiones?
- − ¿Cuáles son los miedos que desencadenan la obsesión?

Recuerda que las obsesiones no comparten los mismos programas mentales, elementos emocionales y miedos.

Un programa mental es todo lo que se nos ha inculcado desde niños.

Siempre nos han dicho lo que está bien o mal, lo que podemos o no hacer, todo ello nos ha condicionando de tal forma que ha formado nuestra personalidad y programado nuestra forma de actuar.

El programa mental es un manual de instrucciones y de creencias, insertadas en nuestra mente, que modulan nuestro comportamiento a futuro.

Por ejemplo:

- − ¿Qué piensas del dinero? Quizás que el dinero es malo y corrompe o tal vez que es un medio necesario para la libertad personal; ese es un programa mental.

- ¿Qué piensas de las mujeres? Tal vez que es el sexo débil o, tal vez, que son tan capaces como los hombres; ese es un programa mental.

- ¿Qué piensas de ir a una consulta con un psiquiatra? Quizás que quienes lo hacen están locos o que es algo normal que contribuye a la buena salud; ese es un programa mental.

- ¿Qué piensas de ti mismo? Tal vez que eres muy feo, por eso, no puedes ser feliz o que eres maravilloso y te mereces lo mejor del mundo; ese es un programa mental.

- ¿Qué piensas de tus capacidades personales? Quizás crees que eres un inútil, por esa razón nunca logras nada, o que eres muy hábil para hacer las cosas; ese es un programa mental.

- ¿Qué piensas de Dios? Tal vez que existe y que todo lo que te sucede es gracias a él, o que solo es un invento de la religión; ese es un programa mental.

- ¿Qué piensas del TOC? Quizás que es una enfermedad y no se puede curar, o que es un reto que puedes superar si te lo propones, cualquiera sea tu forma de pensar del TOC es un programa mental.

- ¿Qué piensas de los homosexuales? Tal vez que es algo antinatural y pecaminoso, o quizás que es algo que tiene que ser comprendido porque todos los seres humanos somos iguales; ese es un programa mental.

- ¿Qué piensas del amor? Quizás que el amor tiene que doler y que solo los que aman de verdad sufren, o que es algo que debe ser racional y retroalimentante; ese es un programa mental.

- ¿Qué piensas del matrimonio? Tal vez que no sirve para nada o que es un acto de amor y la base de la sociedad; ese es un programa mental.

- ¿Qué piensas de la infidelidad? Quizás que es algo natural, inherente a los seres humanos, o quizás que es la peor falta de respeto a tu pareja y debería ser penado; ese es un programa mental.

- ¿Qué piensas de la muerte? Tal vez que después de ella hay un cielo y los que han sido "buenos" irán para allá, o que no hay nada detrás y que la vida termina aquí; ese es un programa mental.

- ¿Qué piensas de la vida? Quizás que es hermosa y que debes estar agradecido por estar vivo, o que es un mar de lágrimas y que solo has venido a sufrir; ese es un programa mental.

- ¿Qué piensas del país en el que vives? Tal vez que es un país terrible, donde abunda la corrupción, o que es un lugar hermoso para vivir; ese es un programa mental.

Si te das cuenta, ante estas preguntas TODAS las personas tendrán diferentes respuestas y es porque TODOS tenemos programas mentales distintos. No todos pensamos igual, las creencias son distintas para todos y pueden ser favorables o desfavorables, productivas o improductivas. Estas creencias o programas mentales no son absolutos o imposibles de cambiar, ya que pueden ser reprogramados a voluntad.

Todo lo que nosotros creemos no es del todo cierto, porque nuestras creencias solamente son una programación mental y, lamentablemente, TODO nos puede programar.

Imagínate la siguiente escena:

- En un mundo paralelo, Adolfo Hitler ganó la Segunda Guerra

Mundial y, por lo tanto, es respetado por todo el mundo. ¿Crees que las personas lo verían tan satanizado como lo hacen ahora? Posiblemente no. Los Estados Unidos serían los malos; y Hitler, el salvador. Esa sería la imagen, la creencia que nos instalarían los vencedores, los ganadores de la guerra.

¿Te das cuenta cómo cambia la creencia de las personas? Esto ocurre porque creemos en lo que la mayoría cree. En este proceso de creencias la publicidad desempeña un papel importante. Estados Unidos se encargó de satanizar a Hitler en películas, propagandas, musicales, banners, etc.; cuando la verdad, los dos fueron culpables de semejante atentado en igual grado. Pero definitivamente si Hitler hubiera ganado la Segunda Guerra Mundial, toda esa publicidad satanizadora sería para Los Estados Unidos. Te das cuenta cómo cambian las versiones, de igual forma ocurre en la vida diaria, en la cosa más simple y sencilla.

Te propongo este segundo ejemplo:

−   Imagínate un mundo paralelo donde la religión nunca existió, ¿crees que alguien sería obsesivo con la homosexualidad, y tendría tanto miedo de serlo por el rechazo social?

Definitivamente que no, porque no hubiera existido nadie que hubiera satanizado el gusto homosexual, como lo ha venido haciendo la religión a lo largo de los siglos; pero hoy ya con menor impacto que antes.

Las creencias son parte importante de nuestra vida y pueden hacer la diferencia entre el éxito y el fracaso, solo depende del tipo de creencias que tengas; las creencias de éxito, te llevan al éxito; al igual que las creencias de fracaso, solo te llevarán al fracaso. El cómo es tu vida actualmente depende del tipo de creencias que tienes.

La personalidad solo obedece a nuestros programas mentales, por ejemplo: ¿Alguna vez te has sentido incapacitado para dejar de sentir ciertas emociones? o ¿has hecho cosas que no sabes por qué las hiciste?

Todas las cosas a las que no le encuentras una respuesta aparente han ocurrido porque han obedecido algún programa mental consciente o inconsciente.

El consciente se define como todo lo aceptado y reconocido por el individuo; y el inconsciente, como todos los procesos mentales que quedan fuera de la consciencia, proclives a la represión, ahí se almacena lo que no aceptamos.

Quiero indicarte que los programas mentales no se crean solamente cuando somos niños (la gran parte de ellos se generan en esta etapa), sino que constantemente, a lo largo de nuestra vida, vamos formando programas mentales tanto de forma inconsciente como consciente.

Entonces, con estos conceptos definidos: ¿Qué programas mentales tiene tu TOC?

Todos los obsesivos compulsivos no tienen los mismos programas mentales; por esa razón, no se comparten las mismas obsesiones, ni los mismos rituales o compulsiones.

- **Las Obsesiones:** Son pensamientos, ideas, imágenes mentales recurrentes e irrefrenables, que surgen de forma espontánea causando excesiva preocupación.

- **Las Compulsiones o rituales:** Son acciones repetitivas, obsesivas y adictivas que aparecen como una forma para neutralizar o subsanar algún acontecimiento.

En base a estas dos características, el Trastorno Obsesivo Compulsivo se define como un comportamiento que pertenece a la categoría de adicciones conductuales, direccionada hacia algún factor desencadenante, como por ejemplo: la seguridad, la sensación de incompletitud, el análisis, la sexualidad, el amor, el sexo, identidad sexual, la agresión, las catástrofes, lo desconocido, las compras, la superstición, la religión, etc.

TIPOS DE OBSESIONES:

La Taxonomía moderna del TOC en el año 2013 es la siguiente:

– **Verificadores**

- *Seguridad:* La puerta, el gas, la plancha.
- *Completadores:* Las llaves, documentos, medicinas.
- *Analíticos:* Estadística, likes en facebook, correo electrónico.

– **Sexuales**

- *Identidad Sexual:* Homosexualidad, travestismo, masoquismo.
- *Ciclo amor* – odio: TOC de amor, parafilia, colopatía.
- *Orgásmicos:* Onanistas, ninfómanas, exhibicionistas.

– **Delirantes**

- *Agresivos:* Físico, verbal, sexual.
- *Catastróficos:* Accidente, rechazo, fracaso.
- *Imaginarios*: Ovnis, reencarnación, muerte.

– **Coleccionistas**

- *Compradores compulsivos:* Ropa, libros, películas.

- *Acumuladores:* Cleptómanos, filatelistas, bibliófilos.
- *Digitales:* Melómanos, informáticos, tecnosexuales.

– Perfeccionistas

- *Clasificadores:* Taxonomistas, orden, simétricos.
- *Corporales:* Anoréxicos, metrosexuales, dismorfia corporal.
- *Sentidos:* Perfumistas, artesanos, gastronómicos.

– Predictores:

- *Apostadores:* Cartas, patrones, series.
- *Trágicos:* Algoritmos, accidentes, mayas.
- *Ilusionistas:* Impresionar, comunicar, persuadir.

– Místicos

- *Religiosos:* Rosario, persignar, donar sangre.
- *Supersticiosos:* La sal, sombrilla, pisar líneas.
- *Racionalistas:* Fe ciega en la ciencia, probabilistas.

Algunos obsesivos solo son verificadores, otros solamente son sexuales, otros delirantes, algunos únicamente coleccionistas, los hay perfeccionistas, o tan solo predictores y algunos místicos. También existen las personas que pueden presentar todos los tipos de obsesiones. Si bien dos personas tienen el mismo tipo de obsesiones, los rituales que realizan para aliviar la ansiedad no son los mismos.

Por ejemplo:

- Juan es obsesivo compulsivo con el aseo, su ritual de limpieza consiste en lavarse 15 veces las manos, en un determinado orden y sentido: primero el dedo pulgar y luego los siguientes.

Ahora vayamos con Andrés, él también es obsesivo con la limpieza, y su aseo consiste en lavarse 20 veces las manos, en un determinado sentido y orden: primero el dedo meñique, luego todos los demás.

El descubrir los programas mentales de tu TOC es una actividad individual porque no se comparten los mismos programas mentales. No todos son obsesivos con las mismas cosas y, definitivamente, no todos practican los mismos rituales para aplacar la ansiedad.

LA RACIONALIZACIÓN

Cuando los causantes de las obsesiones, esos desencadenantes, sean identificados se les somete a un proceso de racionalización, donde se analizan las obsesiones, para determinar su validez o falsedad.

Las obsesiones en el TOC cumplen con las siguientes características:

- Son generadores de ansiedad (preocupación), esta puede tener distintos grados: bajo, medio, alto.
- Van en contra de la moral de quien los padece (por ejemplo: matar, violar, robar, insultar, dañar, etc.)
- Tienen características paranoides, te incitan a pensar que algo o alguien quiere lastimarte de alguna forma. Por ejemplo: miedo a que te roben el coche y por esa razón verificas muchas veces si las puertas están correctamente cerradas, ¿por qué creer que en un estacionamiento con gran cantidad de autos, sea a ti necesariamente a quien se le robe?

  Y en el caso de la contaminación, ¿por qué pensar que en un ambiente tan lleno de gérmenes sea a ti precisamente a quien ataquen?

- Tienen características agresivas, tanto para quien las padece, como a las personas que lo rodean.

- Generan gran responsabilidad porque te hacen sentir culpable.

- Son de carácter protector y conservador, además de ser autointerrogativos ¿…y si ocurriera…?

- Tienen características rumiantes, es decir, quien los padece no deja de pensar en ellos, pueden pasar horas de horas, sin llegar a una conclusión exacta.

En cuanto a los desencadenantes o causas de las obsesiones, tenemos:

- Responsabilidad exagerada inculcada en la niñez.

- Sobreprotección ejercida por la familia.

- Enseñanzas agresivas, en cuanto al orden, la perfección o la limpieza (familias que valoran mucho el orden, la perfección o la limpieza pueden inculcar en sus hijos valores iguales.

- Educación religiosa extremista, procedente de familias conservadoras o colegios religiosos.

- Presencia supersticiosa y fantasiosa (castigos divinos).

- Asociación de eventos (¿si sucedió eso por culpa de esto otro?). Por ejemplo: Errores que traen consigo consecuencias negativas (dejar a un niño al cuidado de su hermano y este sufre un accidente) se empieza a buscar culpables, reales o mágicos.

- Muerte de alguien cercano.

- Situaciones nuevas de estrés.

- Decepciones en relaciones amorosas, falta de amor en la infancia por parte de los padres, sentimiento de abandono.

- Grados moderados de paranoia pueden asociarse al TOC.

LA REDIRECCIÓN

Cuando el pensamiento obsesivo sea identificado junto con sus causas (Conocimiento), y estas hayan sido racionalizadas (Racionalizacion), hay que redireccionar la ansiedad y enfocar la necesidad ritualizadora que sientes en otra actividad.

Recuerda que dominar el TOC es un estilo de vida, es una forma de vida, si quieres dominar el TOC tienes que comportarte como una persona que domina el TOC.

2. LAS CARACTERÍSTICAS DEL TOC

El Trastorno Obsesivo Compulsivo tiene dos características particulares:

- Presencia de pensamientos obsesivos, con características atormentadoras que causan ansiedad.

- Impulso para crear rituales con estilo o anhelo racional, aunque en su mayoría no son racionales. Los rituales aparecen como una manera de subsanar los pensamientos obsesivos en forma remediadora.

Tú sabes que la obsesión es incoherente y el ritual ilógico, entonces:

¿Por qué no dejas de tenerle miedo a la obsesión y no dejas de realizar el ritual?

Realizar el ritual te genera placer inmediato, es una sensación reconfortante que te hace sentir seguro. El ritual se convierte en la acción generadora de placer en los obsesivos y ese placer viene relacionado a la seguridad.

Imagínate que el ritual es una droga, la cual genera una sensación placentera de seguridad, y como ocurre con las drogas, con el tiempo se requieren dosis mayores para producir el mismo efecto inicial (sensación de seguridad). Es por esa razón que el obsesivo compulsivo va haciendo más complejo el ritual, porque requiere una sensación mayor de seguridad.

Por ejemplo:

– Si Juan primero se aseaba tres veces al día, ahora lo hace cuatro, porque no se siente tan seguro y busca hacer más complejo el ritual. Solo de esa forma obtiene la misma sensación inicial (la seguridad de sentirse correctamente aseado).

El cerebro funciona en base a sensaciones y emociones, y tú tienes la autonomía de decidir, asimilar y elegir las sensaciones y emociones que colocas en él. Un gran elemento inductor de emociones son las palabras que usas frecuentemente.

Los seres humanos tenemos la autonomía de usar palabras que nos victimicen o que nos motiven, y el uso frecuente de las mismas son las que programan nuestra mente y, por consiguiente, nuestros actos a futuro. Por esta razón, es importante prestar atención a las palabras que usamos frecuentemente.

Entonces:

¿Qué palabras usa frecuentemente un obsesivo compulsivo al levantarse?

Cuando un obsesivo compulsivo se levanta todos los días, lo primero en lo que piensa (palabras mentales) es en que ese nuevo día estará lleno de obsesiones y rituales (compulsiones), y reniega de su vida, de esa nueva situación a la cual no le ve salida.

Si piensas que ese nuevo día tendrás pensamientos obsesivos y que generarás rituales, pues obviamente los tendrás, porque tu mente inconsciente entiende estos pensamientos como una orden, por lo tanto, a lo largo del día te dará muchas obsesiones y rituales.

Todo lo que ha sucedido en tu vida es porque tú lo has permitido y atraído. Solamente cambiando tus palabras, mentales o verbales, puedes modificar tu comportamiento y tu vida para siempre.

¿Qué palabras usa comúnmente un obsesivo compulsivo?

Las palabras pueden ser verbales (vocalizadas) o mentales (pensamientos). El obsesivo siempre usa palabras o tiene pensamientos referidos a la obsesión, duda, miedo, desgracia, rituales, compulsiones, etc., y desarrolla emociones respecto a ellas. Entonces, si esas palabras, pensamientos y emociones están siempre presentes en el obsesivo, el inconsciente simplemente toma esto como una orden y le da al obsesivo lo que pide: más obsesiones.

Las palabras y pensamientos, ambos son formas comunicativas que pueden darse al exterior (de forma vocalizada) o de forma interna (pensamientos autoenviados). Esta comunicación externa o interna siempre trae consigo emociones, positivas o negativas. Y estas emociones tienen repercusión física.

Por ejemplo:

– ¿Has sentido dolor físico cuando alguien te ha insultado? Seguramente que sí, todos lo hemos sentido, pero: ¿cómo una simple palabra puede dar rienda suelta una marejada de emociones y causar cambios orgánicos importantes?

Esto ocurre porque las palabras son energía y no se las lleva el viento, y tienen importante repercusión en nuestra vida.

De la misma forma, si una palabra puede deprimirte dejándote cabizbajo, otra puede motivarte; hacer que levantes el pecho y subirte el estado de ánimo, para que puedas dejar atrás los rituales y vivir feliz. Las palabras pueden ser usadas a favor o en contra; pero recuerda que nadie va a motivarte, tú tienes que hacerlo por tu cuenta.

Tienes que usar palabras positivas y motivadoras a lo largo de tu día, y dejar de una vez de usar aquellas palabras que tengan obsesiones en su contenido. Para hacerlo puedes usar un espejo, contemplarte en él y repetirte: "Hoy me siento muy bien, hoy soy muy feliz".

Recuerda que las creencias te ayudan avanzar o te atascan, no acumules creencias que te atasquen. Almacena creencias que te motiven, que te hagan salir adelante y sonríete a ti mismo, regálate a cada momento una sonrisa, a la persona más importante, a ti mismo.

¿Qué creencias tienes respecto al TOC?

La psiquiatría ha dicho que el TOC es una enfermedad y no se puede curar, y la mayoría lo ha creído. ¿Lo has creído tú? Si estás aquí, leyendo este libro, posiblemente no.

Quiero preguntarte lo siguiente:

– ¿Quieres dominar el TOC? Si tu respuesta es que afirmativa. Entonces:

- ¿Cómo actúa alguien que domina el TOC?
- ¿Qué palabras usa alguien que domina el TOC?
- ¿Qué actitud tiene alguien que domina el TOC?

Alguien que domina el TOC actúa dominando el TOC, se comporta de forma no ritualista y elimina sus obsesiones con facilidad. Si quieres dominar el TOC, tienes que comportarte como alguien lo domina, no esperes soluciones mágicas, píldoras majestuosas capaces de eliminarlo para siempre y de forma rápida, porque no existen.

Las palabras que usa alguien que domina el TOC siempre son

alentadoras, motivadoras y entusiastas; esta persona se automotiva constantemente porque tiene un objetivo claro: "Dominar el TOC". Esta persona no piensa en los rituales ni en las obsesiones a cada momento, solo lo hace cuando los racionaliza.

La actitud que tiene alguien que domina el TOC es una actitud férrea, imparable, y no se detiene ante cualquier recaída, porque tiene un objetivo claro y persigue ese objetivo a toda costa: no se detiene nunca.

La mente inconsciente tiene las siguientes características:

- **No analiza:** El inconsciente no analiza tus palabras. Por ejemplo: si tú te repites todos los días que eres torpe, tu mente inconsciente no analiza por qué te dices eso o qué razones tienes para decirlo.

  En nuestro caso, si te repites todos los días que nunca dominarás el TOC, tu mente inconsciente no analizará si eso es lo que quieres realmente o qué es lo mejor para ti. El inconsciente no analiza tus palabras.

- **Solo graba:** La mente inconsciente toma tus palabras como órdenes y las graba convirtiéndolas en programas mentales.
  Por ejemplo:
  Si te repites que eres torpe todos los días, la mente inconsciente lo graba y crea un programa mental de torpe y te hace cometer y realizar torpezas.

  En nuestro caso, si te repites que nunca dominarás el TOC, tu mente inconsciente graba esas palabras y crea un programa mental de "nunca dominar el TOC".

3. DEJAR ATRÁS LOS RECUERDOS

Para seguir adelante, para lograr todas tus metas, tienes que olvidar tus malos recuerdos, y tienes que quedarte únicamente con los buenos.

Para lograrlo, solo necesitas tomar la decisión de hacerlo.

El apego hacia el pasado y a los malos recuerdos es un ancla que nos impide avanzar, es como una carga que se lleva tras los hombros, que pesa y no te permite seguir adelante o te deja hacerlo muy lento.

Es cierto que el TOC ha tenido gran impacto en tu vida, es cierto que has perdido momentos maravillosos por culpa de el, pero eso ya quedó en el pasado, tienes que seguir adelante, tienes que avanzar.

El TOC ha tenido gran impacto en tu vida, pero de ahora en adelante no lo tendrá más.

¿Cómo dejar los recuerdos atrás?

- **Primer paso:** Acepta las cosas tal y como son, acepta la responsabilidad de tus actos y de tu vida. Las cosas han sucedido porque tú has permitido que sucedan.

- **Segundo paso**: Analiza tus recuerdos. Responde las siguientes preguntas:

  - ¿Cuáles son los recuerdos que te impiden seguir adelante?
  - ¿Qué te impide ser cómo quisieras ser realmente?
  - ¿Quieres volver a generar recuerdos como ese o esos?
  - ¿Quieres seguir atado a la misma sensación que te producen esos recuerdos?

- **Tercer paso:** Racionaliza los recuerdos que te impiden seguir adelante, piensa en ellos, piensa en por qué ocurrieron, en qué tuvo que pasar para que ocurrieran, acéptalos y supéralos.

– **Cuarto paso:** Crea tu estrategia de cambio. Responde las siguientes preguntas:

- ¿Qué harás para cambiar tu situación actual?
- ¿Cómo subsanarás los malos recuerdos?
- ¿Cómo prevendrás tener malos recuerdos como esos, de nuevo?
- ¿Qué harás para no tener una situación como esa de nuevo?
- ¿Qué medidas tomarás, para cambiar tu realidad actual, la que está atada a los malos recuerdos?

– **Quinto paso:** Aplica tu estrategia y sigue adelante. Los pasos son: Acepta, analiza, racionaliza, crea tu estrategia y aplica.

El acumular recuerdos dolorosos es un tipo de obsesión: Así como hay gente que acumula objetos materiales inservibles, de la misma forma existen personas que acumulan recuerdos. Ese apego a los malos recuerdos, lo único que hace es llenarte de rencor, apatía y depresión.

Pero ¿por qué es tan difícil olvidar?

– Porque tienes un patrón mental que te obliga a mantener en tu mente esos dolorosos recuerdos.

¿Cómo encontrar ese patrón mental?

– Examina tu vida, a tu familia, a la gente que te rodea, la educación que has recibido, las cosas que lees, la música que escuchas, las películas que miras. Después de hacer esto, te darás cuenta que por ejemplo:

La gente que te rodea es muy rencorosa, la letra de la música que escuchas cita siempre al despecho, al igual que las películas que miras, algún suceso familiar donde se hayan cometido errores y el perdón nunca se haya dado. Y de seguro en algún momento has escuchado la frase: "Yo perdono, pero no olvido".

Los pensamientos y sucesos como los mencionados y con los que seguramente crecemos, programan nuestra mente para resistirse al olvido de los malos recuerdos. Todo esto no es 100% exacto, porque hay personas que pueden crecer y verse influenciados por muchas situaciones no adecuadas, pero no tienen nada de rencor en su vida. Recuerda siempre que no solo es el ambiente que te rodea, el que te modula o te incita ciertas reacciones, sino que también nuestra genética cumple un rol muy importante. Por lo tanto, de la misma forma que el ambiente te programa para tener determinados comportamientos, tú también te programas, por ejemplo:

— En una ocasión, cuando era niño, la profesora de la escuela le pidió a Ramiro que leyera una estrofa del libro, pero él leyó tartamudeando, lo que causo la burla de todos sus compañeros; después de ese suceso, tal fue su malestar, que Ramiro se dijo a sí mismo que nunca más volvería hablar en público, que no servía para comunicarse y que era muy tonto.

Con el pasar del tiempo, Ramiro ya no recuerda ese suceso, pero no significa que lo haya olvidado, sino que lo sigue guardado en su inconsciente.

De seguro piensas que ese suceso quedo atrás y no causará ningún problema; pero no es así, ya que en la actualidad Ramiro odia hablar en público y prefiere mantenerse en silencio; él quisiera poder hablar en público pero no se explica el porqué de su comportamiento, él ignora el suceso de su niñez, el que nunca superó y el que le trae hoy muchos problemas.

Lo que tenía que haber hecho Ramiro ante el suceso de su niñez era:

- **Primero:** Aceptar lo que sucedió. Que esa mala experiencia ocurrió porque él no estaba preparado.

- **Segundo:** Analizar la situación, responderse las siguientes preguntas:

  - ¿Quieres que vuelva a ocurrir una situación similar?
  - ¿Cómo te hizo sentir esa situación?

  Con esta preguntas tendrá que identificar las emociones que este suceso le produjo.

- **Tercero:** Racionalizar la situación. La tartamudez o disfemia, es un problema de comunicación que se caracteriza por interrupciones involuntarias en el proceso del habla, acompañado usualmente de miedo y estrés.

  En este proceso, Ramiro estudia la situación: ¿Qué es y por qué ocurrió?

- **Cuarto:** Crea tu estrategia de cambio. ¿Cómo prevendrá que algo así vuelva a ocurrir?

  En este cuarto paso, crea y busca opciones, genera una estrategia de cambio, por ejemplo: Para Ramiro, tomar cursos de oratoria y practicar vocalización, le ayudarían mucho.

- **Quinto:** Aplica tu estrategia, lleva a cabo tu plan para evitar que algo así vuelva a ocurrir. En este caso, asistir a clases de oratoria y practicar vocalización por ejemplo.

Ante un suceso desagradable en tu vida, no lo ignores, ya que primero tienes que aceptarlo, luego someterlo a un proceso de análisis y raciocinio, para después crear una estrategia y superarlo; por último, aplicar la estrategia.

Todo este es el proceso correcto a seguir que tuvo que hacer Ramiro, en vez de reprocharse, humillarse y repetirse que no quería volver hablar en público.

A continuación un segundo caso:

- A José, sus padres siempre le habían dicho: "Que los niños no se entrometen en conversaciones de adultos", siempre se lo han repetido, constantemente, creándole de esa forma un programa mental que quedará arraigado hasta su adultez, convirtiéndolo en una persona poco sociable. Él nunca racionalizó las palabras de sus padres, si bien ya es adulto. Recuerda que el inconsciente no analiza, solo graba. Te puede parecer gracioso, hasta exagerado, pero así funciona el inconsciente.

A continuación un tercer caso:

- A Marcos de niño le dijeron que no que hablara con extraños, por esa razón, jamás en su vida ha podido hacer nuevas amistades y conversar con ellas; por eso, jamás se ha podido acercar a una mujer y conversar con ella, porque le dijeron que no debía hablar con extraños; y en esta vida, en un primer momento, todos son extraños.

De seguro conoces mucha gente que ha crecido con esos paradigmas y que actualmente llevan una vida muy sociable. Pero recuerda que no todos asimilamos las cosas de la misma forma, para algunas personas las cosas tienen mayor impacto.

El inconsciente solo graba, no analiza si lo que graba te conviene o no, su única tarea es grabar los mensajes para tomarlos como órdenes.

Por esa razón, la única persona que puede quitarte esas etiquetas, eres tú mismo. Eres tú mismo quien tiene que dejar de lado esos pensamientos autodestructivos. Por eso, en lugar de procesar las cosas de la forma como te dijeron, como las viste o sentiste; pregúntate si en verdad son coherentes, lógicas, ciertas, y somételas a un proceso de evaluación y nunca esperes que tus actos tengan aprobación.

Por ejemplo:

- Enrique, todos los días, antes de ir al colegio, mira a su papá irse al trabajo con una expresión fatídica, molesta y cansada. Cada vez que él le pregunta a donde va, su padre le dice: "A trabajar" con una voz desalentada. Esas imágenes quedan grabadas en la mente del niño, el cual crece pensando que el trabajo es algo que lo pondrá del mismo humor de su padre. Cuando Enrique llega a la edad adulta, la historia se repite, la misma expresión cansada de su padre se ve reflejada en su rostro al ir a trabajar.

El pasado es pasado, y no puedes cambiarlo, en ti está la forma de procesarlo. No tiene sentido que te preocupes por el, piensa en el presente, preocúpate por las cosas en la que puedes tener el control, aquí y ahora.

Te preguntas, entonces, cómo se aplica todo esto al TOC, analiza lo siguiente:

- El TOC genera malos recuerdos y una visión borrosa e inestable del futuro. ¿Cómo ves tú futuro, desde que apareció el TOC?
- El TOC es un programa mental que se nutre de sucesos. ¿Qué sucesos crees que han pasado en tu vida, para que tengas TOC?
- ¿Qué creencias tienes respecto al TOC? ¿Buenas, malas; favorables, o desfavorables?

- El papel que desempeñan las palabras en el TOC es importante, ¿cómo te expresas con respecto al TOC? ¿Cómo lo entiende tu mente cada vez que piensas en el?

- ¿Qué emociones te despierta el TOC? ¿Cómo te hace sentir?

- ¿Cuál es tu actitud frente al TOC? ¿Te deprime, te alientas, baja tu autoestima? ¿Qué impacto tiene el TOC en tu vida?

RETO Nº 1

1. Para cumplir con tus retos, tienes que tener un cuaderno de apuntes portátil.

    En este primer reto, deberás responder las siguientes preguntas:

    - ¿Estás a gusto actualmente con tu vida? ¿Por qué?
    - ¿Qué quieres cambiar en tu vida?
    - ¿Qué estás dispuesto hacer para que tu vida sea como tú quieres?
    - ¿Cómo sería tu vida ideal? ¿Cómo tendrías que ser?
    - ¿Qué te impide lograr tu vida ideal?
    - ¿Cómo vas a lograr tener esa vida ideal?
    - ¿Cuál es tu estrategia para lograrlo? Idea tu estrategia para lograrlo

    Recuerda reescribir las preguntas en tu cuaderno y responderlas, con tu puño y letra.

PRÁCTICA Nº 1

DE AQUÍ AL FUTURO

Los objetivos de esta práctica:

- Crear un mapa mental de todo lo que necesitas para conseguir una meta, con esto se construye el camino para logar todos tus objetivos.

- Visualizar el estado de ánimo que se produce al lograr un objetivo y, por lo tanto, motivarte hacerlo.

Requisitos para esta práctica:

- Recuerda que tu objetivo ahora es lograr dominar el TOC, ese es tu objetivo primordial. Esta práctica la puedes aplicar a lo que tú desees lograr en la vida. En esta primera práctica la enfocaremos al objetivo: "Dominar el TOC", pero también la puedes aplicar a cualquier cosa: algún objetivo académico, empresarial, personal, amoroso, etc. Pero primero empezaremos por tu objetivo principal, luego por los demás.

- Para esta práctica, necesitas un lugar tranquilo, sin interrupciones, puede ser tu habitación.

- A la hora que tu determines conveniente y apropiada según tu disponibilidad de tiempo, necesitarás invertir unos 15 minutos de tu tiempo aproximadamente.

- Puedes estar solo o acompañado, todo depende de tu comodidad.

PASOS A SEGUIR

Paso N° 1

En este primer paso, tienes que pensar que ya has conseguido tu objetivo, ubícate de forma mental en ese espacio y tiempo, donde ya lograste tu anhelado objetivo; en tu caso: "Dominar el TOC".

Entonces, imagínate que ya lograste dominar el TOC y que este ya no te causa mayor problema.

Paso N° 2

Ahora tienes que recrear y meterte en la escena con mayor detalle, tienes que sentirla, dale vida a ese espacio y tiempo donde lograste dominar el TOC. Tienes que construir mentalmente la escena donde por fin lograste dominar el TOC. Ayúdate respondiendo las siguiente preguntas de tu momento anhelado.

- ¿Qué fecha era; el día, mes y la hora?
- ¿Qué color de ropa usabas en ese momento? ¿Estaba cómodo/a? ¿Cómo lucías?
- ¿Vestías colores claros u oscuros?
- ¿Era de día o de noche?
- ¿Qué emociones sentías al haber logrado dominar el TOC? ¿Te sentías feliz?
- ¿En qué lugar estabas? ¿En tu casa o en la calle?
- ¿Te encontrabas solo o acompañado? ¿Por quienes?
- ¿Tu pelo estaba largo o lo recortaste?
- ¿Tienes obsesiones? ¿Sientes ganas de ritualizar? Seguramente que no, porque ya dominas el TOC, estás libre de él.
- Recrea los sonidos, ¿había música? ¿Escuchabas algo como

fondo?

- ¿Sientes ansiedad en ese momento?

- ¿Te sientes libre del TOC?

- ¿Cómo está tu autoestima? ¿Te sientes valorado? ¿Te sientes querido?

- ¿Sientes que puedes lograr lo que tú quieras, todo lo que te propongas?

- ¿Sientes miedo? ¿Le temes a lo que pueda pasar?

- ¿Te sientes seguro de ti mismo?

- ¿Te sientes dueño/a de ti mismo?

- ¿Sientes que puedes lograrlo todo?

Paso N° 3

Después de recrear los detalles de ese día grandioso donde lograste dominar el TOC, donde ya ninguna obsesión te molesta, donde todos los pensamientos lacerantes y la ansiedad se fueron para siempre, tienes que echar una mirada hacia atrás, desde el futuro (es decir, donde estabas hace un momento, en ese espacio libre de TOC). Tienes que ir hacia el pasado, poco a poco, observando lo que has hecho en el camino para lograr dominar el TOC. Tienes que estar con un espíritu de curiosidad describiendo las cosas que tuviste que hacer para lograr tu objetivo: dominar el TOC.

Por ejemplo:

- ¿Cómo lograste dominar el TOC?

- ¿Racionalizaste la obsesión para poderla enfrentar correctamente?

- ¿Qué tuviste que hacer para lograrlo?

- ¿Qué método usaste?

- ¿Cediste a la obsesión y realizaste el ritual?

- ¿Te enfrentaste al miedo?

- ¿Te informaste correctamente acerca del TOC y lo enfrentaste?

- ¿Soportaste la ansiedad a fin de dominar la obsesión?

- ¿Redireccionaste la ansiedad y el impulso ritualizador en algo productivo?

Paso N° 4

Cuando tengas recopilada la información, anótala en tu cuaderno de retos, en una hoja nueva coloca un gran título que diga: PRÁCTICA N° 1, en la parte superior. En el centro de la hoja escribe tu objetivo, en nuestro caso: Dominar el TOC. Ahora escribe todas las cosas que tuviste que hacer para lograr tu objetivo, usando flechas.

Por ejemplo:

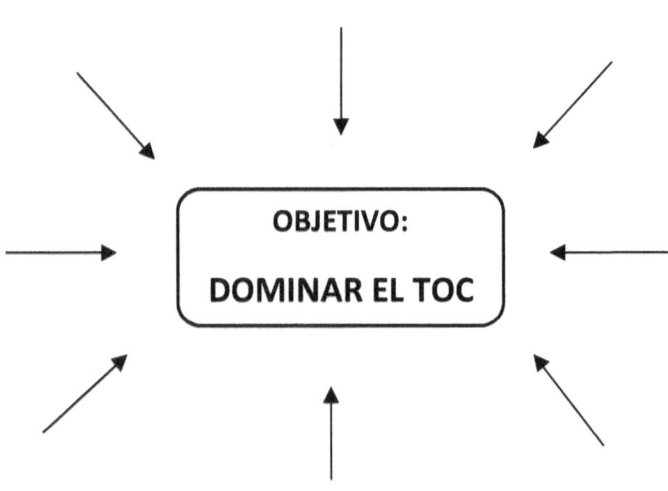

Paso Nº 5

Cuando tengas la lista de todas las cosas que tuviste que hacer para lograr tu estado deseado (tu objetivo cumplido) tendrás una receta para seguir y lograr tu meta, lo único que quedaría por hacer es ponerlas en práctica ya mismo. No es necesario que quieras aplicar todas a la vez, avanza poco a poco, conforme te sea más cómodo; pero es importantísimo que las apliques diariamente.

Esta técnica la puedes aplicar a cualquier objetivo, meta o reto que te propongas. Imagínate que tengas que graduarte, remodelar la casa, conseguir un ascenso, publicar un libro, cumplir aquello para lo cual no conoces el camino, etc.

PASO Nº 2

LA CONVICCIÓN EN EL TOC

El Trastorno Obsesivo Compulsivo se define como un comportamiento que pertenece a la categoría de adicciones conductuales, direccionada hacia algún factor desencadenante, como por ejemplo: la seguridad, la sensación de incompletitud, el análisis, la sexualidad, el amor, el sexo, identidad sexual, la agresión, los catástrofes, lo desconocido, las compras, la superstición, la religión, etc.

El comportamiento obsesivo compulsivo se caracteriza por la presencia de:

- **Las Obsesiones:** Son pensamientos, ideas, imágenes mentales recurrentes e irrefrenables, que surgen de forma espontánea causando excesiva preocupación. Pueden ser compartidas o no por los obsesivos compulsivos, es decir, no siempre se comparten las mismas obsesiones, y es el miedo quien les da origen.

- **La ansiedad:** Es el conjunto de respuestas cognitivas, fisiológicas y motoras, que se producen ante una supuesta amenaza.

  - *Cognitivas:* Son los sentimientos de malestar, preocupación, temor e inseguridad.

  - *Fisiológicas:* Son las respuestas fisiológicas ante la amenaza, aumento cardiaco y respiratorio, sudoración y sensaciones gástricas.

  - *Motoras*: Presencia de hiperactividad, tartamudez y

tensión muscular.

La ansiedad aparece ante la presencia de las obsesiones y es la que da origen a las compulsiones.

- **Las Compulsiones:** Son acciones repetitivas, obsesivas y adictivas que aparecen como una forma para neutralizar o subsanar algún acontecimiento. Son de carácter individual: cada obsesivo crea su propias compulsiones o rituales.

Las características del TOC cumplen el siguiente ciclo:

MIEDO - OBSESIÓN – ANSIEDAD – COMPULSIONES O RITUALES – SEGURIDAD MOMENTÁNEA

La seguridad solo es momentánea, porque después de realizado el ritual o la compulsión, puede volver el miedo, ya sea en la misma obsesión o en otra.

1. EL MIEDO OBSESIVO

¿Existirá alguien que nunca haya sentido miedo?

El miedo es una reacción de alerta que incita a un estado de defensa y es desencadenado por un elemento causal, es una relación causa/efecto.

El miedo forma parte del mecanismo de alarma ante el peligro y el dolor, y se ha desarrollado a lo largo de la evolución humana siendo innato a nuestro instinto de supervivencia.

Pero:

¿Qué sucede cuando le tienes miedo a todo, incluso a lo que no puede dañarte? ¿Cuándo los miedos son excesivos y dominan tu comportamiento y tu vida?

Hasta qué punto, entonces: ¿los miedos son racionales o irracionales?

Sigmund Freud (el padre del psicoanálisis) decía que el miedo es real cuando la dimensión del miedo es proporcional al miedo de la amenaza. En cambio el miedo irreal o neurótico se da cuando la intensidad del miedo no tiene relación con la dimensión del peligro.

Por ejemplo:

El miedo a morir cuando te aproximas a un acantilado es racional, en cambio, el miedo a morir cuando no te lavas 30 veces las manos es irreal o neurótico.

El miedo neurótico puede ser aprendido por la experiencia, por ejemplo: Alguien que haya sufrido un accidente de tránsito tendrá miedo de volverse a subir a un vehículo, porque los seres humanos reaccionamos a nuestro entorno y este modela nuestro comportamiento. Entonces, haciendo la relación con los miedos neuróticos del TOC, diremos que alguien que teme morir contaminando si no se lava las manos 30 veces, es porque en algún momento de su vida, ha vivido o visto algún caso similar. Solo que los obsesivos compulsivos llevamos esa experiencia al extremo.

2. ESTADIOS DEL TOC

- **Primer estadio:** Presencia de miedos supersticiosos, pensamientos intimidantes al momento de realizar actividades consideradas popularmente como de mal augurio.

  Estos pensamientos generan preocupación baja o leve, la cual puede o no estar presente a lo largo del día.

  Por ejemplo:

  - Temor de rociar la sal por miedo a que aquella acción sea atrayente de mala suerte.

- No pasar por debajo de una escalera por temor al mal augurio que popularmente representa hacerlo.

- No romper un espejo por temor a los siete años de mala suerte.

A lo largo de la historia, alrededor de estas supersticiones se han tejido diversos rituales a fin de contrarrestar su efecto negativo.

Por ejemplo:

En caso de derramar la sal, el ritual consiste en lanzar piscas de sal detrás del hombro, de esa manera la mala suerte adquirida quedará atrás.

La gente que cumple con este primer estadio es gente con tendencia a la obsesión y a generar rituales.

- **Segundo estadio:** Presencia de pensamientos obsesivos de limpieza, agresión, religión, verificación, sexualidad, etc., a lo largo del día.

  Estos pensamientos generan preocupación alta, la cual está presente a lo largo del día seguida de mucha ansiedad (preocupación excesiva seguida de cambios físicos, como sudoración y taquicardia).

  Por ejemplo:

  - Pensamientos sobre la muerte de un ser querido que provocan ansiedad.

  - Pensamientos de perder el control y agredir a una persona.

  - Pensamientos de padecer una enfermedad o trasmitirla, si no se realiza una limpieza excesiva.

  - Pensamientos persistentes que incitan a verificar varias veces nuestras acciones por miedo a que sucedan cosas "malas".

– **Tercer estadio:** Presencia de compulsiones, rituales que aparecen para neutralizar esos nuevos pensamientos obsesivos, que ya no son las supersticiones populares.

Estos rituales se crean en base al precedente supersticioso del primer estadio, con la idea de que para evitar que algo malo suceda se tiene que hacer necesariamente un ritual.

Estas compulsiones demandan la mayor parte del tiempo generando preocupación excesiva, la cual está presente a lo largo del día.

Por ejemplo:

- Al momento de lavarme las manos, comenzaré a hacerlo por el dedo pulgar, luego el índice, el medio, el anular y finalmente el dedo meñique. Cada dedo será lavado y enjuagado cuatro veces antes de proseguir por el siguiente, de esa manera evitaré que alguien enferme o muera.

– **Cuarto estadio:** Presencia de la relación:

Miedo - Obsesión - Ansiedad - Compulsiones o rituales - Seguridad momentánea.

Estos pensamientos obsesivos y rituales generan preocupación excesiva y demandan la mayor parte del tiempo.

El obsesivo realiza el ritual más por la "sensación" de seguridad que este le produce que por el ritual en sí. Este es el punto de inicio a la adicción conductual.

Por ejemplo:

- En una ocasión, al bajar del auto y caminar rumbo al

supermercado, me invadió una duda: ¿Habré cerrado bien el auto? Luego volví al auto y trate de abrir la manija de la puerta una vez, comprobando que yo estaba en lo cierto, las puertas del auto están completamente cerradas y eso me hizo sentir bien, una sensación de seguridad me invadió y me marche de nuevo.

A la semana siguiente estaba de nuevo en el supermercado y la duda volvió, por lo tanto, acudí a verificar las puertas del auto de nuevo pero ahora levante la manija dos veces, una vez más que la vez anterior. La sensación de seguridad era más agradable aún. Mi mente interpretó que verificando más veces, estaría más seguro.

Estos son los cuatro estadios del desarrollo del TOC en una persona, alguien que padece de TOC trata siempre de descubrir el mundo en base a sus creencias y propios paradigmas, su prevalencia es alta, pero no se registra porque el afectado oculta su situación por miedo al rechazo y a la marginación.

¿Cuál es el origen del TOC?

El obsesivo compulsivo se pregunta innumerables veces de dónde aparecen esas tormentosas obsesiones (pensamientos intrusivos), que luego dan paso a las desesperadas acciones que llamamos compulsiones.

Para responder a esa interrogante solo basta con responder esta otra:

¿Por qué realizamos compulsiones?

La respuesta es: "El miedo"

Por ejemplo:

- Te lavas compulsivamente las manos porque tienes "miedo" a contaminarte, "miedo" a los gérmenes.

- Verificas innumerables veces la puerta para comprobar si está cerrada o no, por "miedo" a que se quede abierta y entre algún ladrón.

- Tienes números buenos y malos por "miedo" a que ocurra algo, no sabes qué, pero algo malo podría ocurrir.

- Verificas muchas veces la bombilla del gas por "miedo" a que no esté bien cerrada y ocurra un desastre.

- No piensas en algunas cosas (muertes, asesinatos, violaciones, incendios, robos, traiciones, accidentes, enfermedades, etc.) por "miedo" a que si lo piensas tal vez ocurran.

- No te deshaces de algunos objetos, aunque sean inservibles por "miedo" a que luego los necesites y no los tengas nunca más.

- Realizas rituales que nadie entiende por "miedo" a que algo malo le suceda a tu familia, amigos o a ti. Tienes "miedo" a sentirte culpable por algo que ni siquiera sabes que ocurrirá.

Estos son algunos ejemplos que explican el razonamiento de un obsesivo compulsivo.

Si deseas vencer al TOC, solo tienes que vencer al miedo, enfrentándote a lo que temes. Ese el único camino.

"Yo quiero vivir sin miedo significa: Yo quiero vivir sin TOC"

Hasta ahora has culpado al TOC de todo lo malo que te ha pasado, crees que es el gran impedimento que no permite que logres lo que quieres, hacerlo es un fácil escape. Pero el TOC no es el culpable, eres tú quien permitió que este se apropiara de tu vida y eres tú quien puede dominarlo.

Para dominar el TOC no necesitas fármacos incapacitantes, ya que estos solo atacan los síntomas, no las causas. Imagínate tener un dolor agudo en el brazo y para ello tomar un analgésico, el dolor cederá, pero tal vez ese brazo duele porque tiene una fractura.

Existen grandes diferencias entre tratar la causa y tratar el síntoma.

Los fármacos solo atacan los síntomas, no solucionan ni atacan la causa.

El consumir fármacos no es natural, ya que el cuerpo tiene defensas propias que lo protegen; al consumir fármacos, el cuerpo se acostumbra a ellos haciéndose dependientes, lo que hace que a futuro, cualquier amenaza, viral o bacteriana, el cuerpo necesite de los fármacos, y la pregunta es:

– ¿A quién beneficia la dependencia de fármacos?

Sí, exacto, solo beneficia a las industrias farmacéuticas.

La ciencia psiquiátrica de hoy no ha cambiado con respecto a siglos pasados, si bien hoy no usamos descargas eléctricas, lobotomías invasivas e incapacitantes (algunos las siguen usando) hoy en día, el psicofármaco se presenta como la solución, como la panacea ante cualquier dolencia mental. La panacea es un mítico medicamento que cura todas las enfermedades e incluso prolonga indefinidamente la vida.

Fue buscada durante siglos, especialmente en la Edad Media, pero solo es un mito.

El marketing influye en esta ceguera comodista, los anuncios publicitarios nos hacen creer que todo se soluciona con una simple pastilla, abres las boca, la tomas, el dolor se va y desaparece. Con esto se nos acostumbra a ser facilistas y a creer que todo mágicamente se soluciona con una pastilla.

¿Acaso alcoholizándote o drogándote, los problemas desaparecen?

Es posible que se atenúen momentáneamente, pero los problemas siguen ahí. Precisamente ese es el mecanismo de acción de los psicofármacos, te drogan, te sedan, te duermen; y obviamente estando dormido, aletargado por los medicamentos nadie podría ser considerado obsesivo compulsivo, depresivo, bipolar, etc. Entonces: ¿es en verdad una solución?

Los efectos colaterales de los medicamentos son peores que la misma dolencia mental.

Los psicofármacos producen, por ejemplo:

- Sequedad de cavidades mucosas, externas (boca, nariz) o internas (gastrointestinales)
- Dolor de cabeza, cuello y muscular en general.
- Visión borrosa y resequedad ocular.
- Estreñimiento, diarrea, alteraciones gastrointestinales.
- Náuseas.
- Sonambulismo e insomnio.
- Leucopenia (disminución de los glóbulos blancos).
- Efectos cardíacos marcados: arritmias, hipotensión ortoestática.
- Disfunción sexual.
- Aumento de peso por la retención de agua.
- Sedación y somnolencia.
- Sudoración, palpitaciones y temblores musculares.
- Glaucoma de ángulo cerrado.

Todos estos efectos colaterales hacen que la calidad de vida de una persona disminuya, no sé hasta qué punto el remedio sea peor que la misma enfermedad.

Si hasta el momento todo lo que has hecho no te ha ayudado a superar el TOC es hora de cambiar la estrategia, si has probado medicamentos te habrás dado cuenta que no te han ayudado a vencer tus obsesiones, solo te han dopado y aletargado.

Hoy en día, no está comprobado que el TOC tenga una base orgánica, física. Por lo tanto, no lo puedes tratar con una pastilla, las dolencias mentales se tratan de la misma forma que se originaron: de forma mental.

El TOC es una conducta, la cual vamos a modificar a nuestro favor, pero memoriza esto: El TOC es una conducta, solo eso. Para dominar el TOC solo tienes que creerlo. Solo tienes que creer en ti.

3.   TU SEGURIDAD

¿Qué es lo que te hace sentir seguro en esta vida?

La vida no es segura, nada de ella te pertenece, todo es prestado, hasta tu cuerpo.

En el TOC, hacer rituales te hace sentir seguro, pero seguro ¿de qué?, ¿por qué? y ¿para qué necesitas esa seguridad?

Si buscas sentir seguridad es porque tienes miedos, de los cuales quieres sentirte resguardado. Los miedos no desaparecen, así que no los puedes ignorar.

Los miedos solo tienen dos caminos: se superan al enfrentarlos o se complican. Si hoy el miedo te afecta es porque no lo has enfrentado, entonces, si hoy tienes TOC es porque no te has enfrentado a él.

Para sentirte 100% seguro, tendrías que irte a vivir aislado del mundo, envuelto en una cápsula, la seguridad absoluta no existe, jamás la hallarás. Es por esa razón que el TOC te produce tanta ansiedad, porque la seguridad absoluta, la perfección, no existe.

Toda tu vida buscas estar aislado de los gérmenes, de la suciedad, del desorden, etc., y pierdes momentos maravillosos, porque no te arriesgas a simplemente vivir.

De seguro crees que vivirás para siempre, pero no lo harás, quizás mañana mueras y el único merito de tu vida, habrá sido pasarla buscando seguridad, envuelto en obsesiones y rituales.

El obsesivo compulsivo siempre busca la pulcritud absoluta, el orden, la simetría, la pureza en los pensamiento; pero ¿para qué?, ¿qué logra con esto?, ¿es útil hacerlo?

¿Has visto a los niños jugando?

Ellos son completamente libres, no tienen ningún temor o prohibición y se divierten sintiéndose felices.

Si buscas la seguridad absoluta, entonces, olvídate de vivir. La vida cambia constantemente y tú no puedes hacer nada al respecto. Han existido, existen y existirán siempre bacterias, contaminación y desorden a tu alrededor, nunca podrás cambiar aquello. Los temores siempre existirán, pero lo único que puede cambiar es tu percepción con respecto a la vida y a lo que consideras sentirte seguro.

RETO Nº 2

1. En tu cuaderno de apuntes, responde la siguiente pregunta:

– ¿Cuáles son tus metas en la vida?

Has un listado de tus metas de aquí a un año, cinco años y diez años. Coloca cinco metas por cada uno de esos espacios de tiempo, es decir, cinco metas de aquí a un año, cinco metas de aquí a cinco años y cinco metas de aquí diez años. El que sean cinco es tan solo un número aproximado, puedes tener más.

2. Cuando tengas la lista de tus cinco metas por cada espacio de tiempo, analiza cada una de ellas y crea una imagen visual para cada una de ellas.

Por ejemplo:

– Si dentro de tus metas de aquí un año, está graduarte en la universidad, crea una imagen visual de esa meta, imagínate frente a un gran público, recibiendo tu diploma de graduado.

Cada vez que pienses en cada una de tus metas, crea al detalle la imagen mental de tu meta, tienes que revivir las emociones que sentirías cada vez que cada una de esas metas esté cumplida.

3. Cuando tus metas estén establecidas y hayas creado una imagen visual para cada una de ellas, puedes aplicar la estrategia de la PRACTICA Nº 1, es decir:

– Primero, visualizar el objetivo como ya cumplido con todos los detalles visuales (imágenes), auditivos (sonidos) y kinestésicos (olores, sabores, sensaciones táctiles y emociones). Con ello nutrirás tus canales y experiencia comunicativas.

- Segundo, realizar una vista al pasado, para hacer una lista de todo lo que tienes que hacer para lograr ese objetivo o meta. Hazlo con cada una de ellas y anota la receta para lograr tus metas en tu cuaderno.

- Tercero, cuando ya estén plasmadas tus metas y la forma de hacerlas realidad, ponlas en práctica, empieza a trabajar en ellas ahora mismo. No dejas para mañana lo que puedes hacer hoy. Hazlo ya mismo. Que el gran cambio empiece ahora mismo.

PRÁCTICA Nº 2

DESPIERTA TU PODER INTERNO

Los objetivos de esta práctica:

- Con esta práctica lograrás que tu poder interno despierte cuando más lo necesites.

- Podrás armonizar lo que piensas con el comportamiento de tu fisiología en una relación cuerpo y mente de forma armoniosa para que ambos estén persiguiendo una misma meta orientada en una sola dirección. Si bien tu mente desea algo, suele ocurrir que tu cuerpo no actúa de forma congruente con tu deseo, por esa razón, necesita armonizarse.

- Con esta técnica podrás instalar nuevas creencias impulsadoras.

- Reafirmar tus compromisos mediante el yo creo, el yo puedo y el yo merezco.

Requisitos para esta práctica:

- Necesitas tener una meta u objetivo.

- Necesitas tener una creencia de poder que quieras reafirmar en tu vida y a la cual consideres importante poner en práctica para lograr tu objetivo.

- Sitúate en un lugar tranquilo, sin interrupciones y molestias.

- Puedes practicarla solo o acompañado.

- Necesitas 20 minutos de tu tiempo.

- Tienes que identificar tres lugares en tu cuerpo: toca primero tu frente e identifícala como lugar donde están tus pensamientos e ideas, asocia esta zona a YO PUEDO.

Ahora toca tu pecho, esta zona se asocia al YO QUIERO, luego recorre tus manos al vientre, esta zona está asociada al YO MEREZCO.

Hasta ahora hemos mencionado tres zonas:

La frente, como la zona de las ideas; el corazón, como la zona de los deseos, y al vientre, como la zona de las emociones, practica con ellas:

Primero, toca tu frente con las dos manos y repite dos veces en voz alta: Yo puedo. Luego inhala oxígeno y exhala lentamente por dos veces.

Segundo, toca tu pecho, a la altura del corazón, y repite dos veces en voz alta: Yo quiero. Luego inhala oxígeno y exhala lentamente por dos veces.

Tercero, toca tu vientre y repite dos veces en voz alta: Yo merezco. Luego inhala oxígeno y exhala lentamente por dos veces.

Repite el procedimiento completo por dos veces, así estarás preparado para los siguientes pasos.

PASOS A SEGUIR

Paso N° 1

Piensa en la creencia de poder que quieres instalar en tu mente, piensa en ella de forma afirmativa en tiempo presente, como si ya lo tuvieras. Por ejemplo:

- Yo confío en mí.

Empecemos por esta creencia de poder, pero tú puedes trabajar con otras, por ejemplo:

- Yo domino el TOC.

- Yo soy feliz.

- Yo domino mis pensamientos.

- Yo soy valioso.

- Yo domino mi vida.

- Yo puedo lograr todo lo que me proponga.

- Yo soy muy hábil.

Puedes elaborar otras creencias de poder, pero es imprescindible que practiques con la primera, con la que yo te plantee al inicio, después de realizar tu práctica con esta, puedes practicar con las demás.

Paso Nº 2

Empieza con respirar profundamente, coloca las manos en tu frente y repite lo siguiente en voz alta:

Yo puedo confiar en mí.

Repite la frase cuatro veces, visualiza una imagen tuya sintiendo confianza en ti mismo, siente la imagen, al igual que las emociones que esto traería al verse logrado como objetivo.

Practica la respiración después de cada repetición. Inhala aire profundamente para luego votarlo en forma lenta.

Después de haber repetido el YO PUEDO, coloca tus manos en el pecho y repite lo siguiente en voz alta:

Yo quiero confiar en mí.

Repite la frase cuatro veces, visualiza una imagen tuya sintiendo confianza en ti mismo, siente la imagen, al igual que las emociones que esto traería al verse logrado como objetivo.

Practica la respiración después de cada repetición. Inhala aire profundamente para luego votarlo en forma lenta.

Después de haber repetido el "yo quiero", coloca tus manos en el vientre y repite lo siguiente en voz alta:

Yo merezco confiar en mí y me comprometo a lograrlo.

Repite la frase cuatro veces, visualiza una imagen tuya sintiendo confianza en ti mismo, siente la imagen, al igual que las emociones que esto traería al verse logrado como objetivo.

Practica la respiración después de cada repetición. Inhala aire profundamente para luego votarlo en forma lenta.

Yo puedo confiar en mí

Yo quiero confiar en mí

Yo merezco confiar en mí

Paso N° 3

Ahora repite el procedimiento anterior en el otro sentido: comienza por el vientre y termina en la frente; recuerda repetir cada frase cuatro veces, de practicar la respiración profunda y de visualizar la imagen mental tuya logrando lo anhelado.

Paso N° 4

Vuelve a repetir el ejercicio en un sentido y en otro, hasta sentir la fluidez de tus palabras en cada repetición. Tienes que sentir tus palabras para que haya una integración entre lo que tu mente puede hacer, tu corazón quiera y tu vientre merezca.

Repite el siguiente ciclo un número de cinco veces:

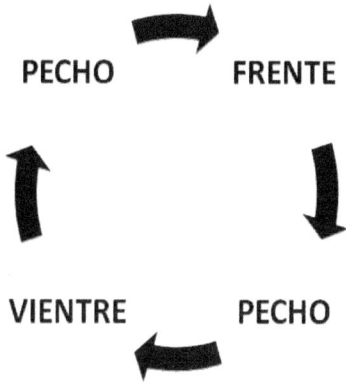

Paso Nº 5

Comprobar si la práctica funcionó es muy importante. Para saber si la práctica ha dado sus frutos o si tienes que volver a repetirla de nuevo tienes que estar atento a los mensajes internos que vayan surgiendo cuando vuelvas a repetir las mismas frases. De esa manera nos daremos cuenta que tanto tu cuerpo como tus sentimientos van de la mano y son congruentes, por ejemplo:

- Si al tocarte la frente y repetir la frase YO PUEDO confiar en mí, hay una incongruencia interna, es porque una parte interior piensa que no puede lograr eso.

- Si te das cuenta que al pasar por el pecho y repetir la frase YO QUIERO confiar en mí se da una duda o titubeo, esa puede ser una señal de que una parte tuya tal vez no quiere hacerlo, no quiere lograr ese objetivo.

- Si en cambio dudas al decir la frase en la zona del vientre, YO MEREZCO confiar en mí, tal vez pienses que no lo merezcas.

Si detectas incongruencias en una parte de tu cuerpo en la que hay dudas, o estás trabado y dudoso, es porque tienes que trabajar más esa zona y lo harás repitiendo cuantas veces sean necesarias la frase:

- Si estás trabado en la frente, repetirás muchas veces más el YO PUEDO confiar en mí.

- Si estás trabado en el pecho, repetirás muchas veces más el YO QUIERO confiar en mí.

- Si estás trabado en el vientre, repetirás muchas veces más el YO MEREZCO confiar en mí.

El número de veces que tienes que repetir la frase es muy variable, tienes que hacerlo hasta llegar a una integración y congruencia total entre lo que pensamos, sentimos y lo que hacemos.

Yo puedo

Yo quiero

Yo merezco

Para lograr tus objetivos no basta que creas que puedes lograrlo, sino que tienes que quererlo y sentir que lo mereces, cuando estas tres aristas están integradas tu éxito está asegurado en todo lo que te propongas.

Quiero que pienses en lo siguiente:

- Es probable que tú quieras por fin dominar el TOC, y con este libro sientes que puedes lograrlo, pero tal vez en tu interior hay algo que crea que no lo mereces; es decir, en tu objetivo no hay una congruencia entre lo que puedes, quieres o mereces. Quiero que analices eso y que después de terminar tu práctica con la frase yo confío en mí, empieces una nueva práctica con la frase yo domino el TOC en sus tres planos:

Yo puedo dominar el TOC.

Yo quiero dominar el TOC.

Yo merezco dominar el TOC.

Recuerda practicar la respiración y la visualización cuando practiques con esta nueva frase.

Adelante, empieza a practicar ahora mismo…

PASO Nº 3

TUS OBSESIONES

Las obsesiones son aquellos pensamientos, imágenes o actos que no puedes sacar de tu cabeza o dejar de hacer. Estas obsesiones tienen ciertas características que no son compartidas por todos los obsesivos compulsivos.

Para saber cuáles son las características de tus obsesiones, responde las siguientes preguntas usando tu cuaderno de notas:

- ¿Qué tipo de obsesiones son las que más te preocupan?

- ¿Cuál es el grado de ansiedad que te producen esas obsesiones? En un rango del 1 al 10.

1	5	10
Imperceptible	Moderado	Insoportable

- ¿Tus obsesiones tienen un patrón recurrente? ¿Hay algo común en ellas, algo que las caracteriza?

  Tus obsesiones pueden tener un patrón recurrente en la limpieza, sexualidad, religión, etc.

- ¿Crees que puedes enfrentar tus obsesiones y salir victorioso?

- ¿A qué edad presentaste tu primera obsesión?

- ¿Cómo reaccionaste ante tu primera obsesión?

- ¿Qué crees tú que es lo que te impide dominar tus obsesiones?

- ¿Cómo eliminarías eso que te impide dominar tus obsesiones?

Al responder estas preguntas estás conociendo tus obsesiones y cómo se desarrollan en ti, conocerlas es muy importante, porque el TOC gira en torno a ellas y es un proceso que tiene que ser individualizado, porque los obsesivos no comparten las mismas obsesiones.

El TOC tiene una programación mental y sigue un patrón recurrente, es por esa razón que cada vez que te ves afectado por el miedo en tus obsesiones, actúas de la misma forma.

La programación mental del obsesivo compulsivo es la siguiente:

Miedo - Obsesión – Ansiedad – Ritual – Seguridad Momentánea

A eso nos referimos con programación mental, porque programamos nuestra mente para que actúe de esa forma ante un estímulo dado, creando un círculo vicioso.

Hasta ahora esa es la programación que hemos colocado en nuestra mente tanto consciente como inconsciente y siempre actuamos en base a ella porque este ciclo filtra tu comportamiento, tus pensamientos y acciones pasadas, presentes y futuras, esa es la forma en la que el TOC gana terreno en tu vida.

Los seres humanos tendemos a generar rituales contantemente; si tú no generas tus rituales propios de forma consciente y razonada, el azar lo hace por ti.

Por ejemplo:

- Carla, cuando tenía 12 años de edad, sintió por primera vez miedo a los gérmenes, tan grande fue su miedo que generó un ritual al azar, como producto de la desesperación. Después de esa primera situación nunca más volvió a racionalizarla, por lo tanto, la próxima vez que vuelva a sentir ese miedo a los gérmenes realizará el mismo ritual que usó la ultima vez, porque en ese momento funcionó, entonces, volverá a funcionar.

Como Carla, ante ese suceso y ritual pasados, nunca practicó un proceso de racionalización de los mismos, este nuevo programa mental quedo grabado en su mente haciendo la siguiente relación:

"Ante la ansiedad y miedo, el ritual alivia".

Lo que Carla tuvo que hacer en ese primer momento, donde apareció la obsesión, era someterla a un proceso de racionalización y tal vez generar un nuevo ritual pero bien pensado, que sea el producto de la razón y no del miedo y el azar.

Entonces, tienes que examinar todas tus obsesiones y los rituales que le generan a cada una de ellas, luego somételas a un proceso de racionalización.

Cada vez que aparezca una nueva obsesión, no generes un ritual al azar, sino que primero tienes que someterla a un proceso de racionalización, y si deseas generar un ritual tiene que ser racional, por ejemplo:

- Si eres obsesivo compulsivo con la seguridad de la puerta de tu casa, en vez generar un ritual caótico producto del miedo para sentirte seguro; elabora un ritual, pero racional, por ejemplo: decide que comprobar dos veces la puerta es lo correcto y adecuado, que jalarás la puerta una vez y que la empujarás una vez más para tener la certeza de que está correctamente cerrada.

Crea tú propio ritual pero hazlo de forma consciente y razonada; verás que ese nuevo ritual impera sobre el anterior, que era producto del miedo.

Al principio puede tomarte mucho tiempo reprogramar tus rituales pero vale la pena hacerlo, solo piensa en el tiempo que ahorras, es distinto un ritual donde verificas veinte veces la puerta, cuando con dos veces está correctamente cerrada.

Para dominar el TOC, tienes que hacerte consciente de ese ciclo, modificarlo y rediseñarlo a tu favor, pero para eso, hay que realizar un estudio individualizado. Vayamos paso a paso, hay un camino grandioso para ti más adelante.

Las creencias del obsesivo compulsivo:

- Cree que todas las obsesiones son malas, por eso generan miedo y ansiedad.

- Cree que hará tal o cual cosa, por el solo hecho de pensarlo.

- Cree que la única forma de combatir la obsesión es realizando un ritual, solo así tendrá tranquilidad.

- Cree que la única forma de combatir la ansiedad es ceder al ritual.

Todas esas creencias son FALSAS. Recuérdalo.

1. CREENCIAS EN EL INCONSCIENTE

Para el psicoanálisis, la palabra inconsciente se usa para designar al conjunto de impulsos reprimidos que no llegan a lado consciente, es decir, los que no recordamos fácilmente pero que influyen de gran forma en nuestro comportamiento. Los sueños, por ejemplo, son manifestaciones del inconsciente.

El 95% de nuestras acciones son inconscientes, muchas de las decisiones que tomamos las hacemos de forma inconsciente, incluso el mismo proceso de enamoramiento es inconsciente, te enamoras de forma inconsciente, en base algún programa mental que has creado. Por ejemplo:

- De niño te repitieron o en algún momento tú te repetiste que tenías que enamorarte de alguien de nacionalidad extranjera; y cuando conoces uno, pues tu mente inconsciente te dice que aquella persona es la correcta y que tienes que enamorarte; entonces, te enamoras de una persona porque tus programas mentales te dicen que esa persona es lo que siempre has estado buscando.

Otro ejemplo de cómo los programas mentales actúan en ti es el siguiente:

- Hace unos años, conocí a una mujer que siempre se quejaba de los hombres, decía que todos eran infieles, porque con los que había estado antes le habían sido infiel, lo que ella desconocía era que con su actitud y sus palabras atraía a su vida solo a ese tipo de hombres.

Tu mente inconsciente no entiende de bromas, solo te escucha y graba, tomando todo como una orden. Recuerda que tu calidad de vida, depende de la calidad de tus pensamientos o palabras, porque no hace falta que lo digas, solo basta que lo pienses.

Las creencias se insertan en el inconsistente porque en alguna ocasión las hemos visto, oído o sentido. Y son estas mismas creencias las que generan programas mentales y modulan nuestro comportamiento

Por ejemplo:

- En algunos países es muy popular la frase "Barriga llena, corazón contento", esta frase hace alusión a que cuando uno come, todas las penas desaparecen, o que comer genera felicidad.

    En países latinoamericanos es muy común que esta frase se repita constantemente, incluso en anuncios publicitarios.

    Daniela tiene 25 años y acaba de romper una relación amorosa, por ello, se siente muy deprimida. Su inconsciente recurre a sus archivos guardados y encuentra la frase que dice "Barriga llena, corazón contento", entonces, su mente hará la relación: comer igual felicidad. Por esa razón, empieza a comer desmesuradamente porque ella quisiera no sentirse deprimida, pero sí más feliz.

Esa "deducción inconsciente" se hace en forma oculta y de forma tan rápida que tan solo toma un milisegundo.

- Hay otra una frase que es muy común y dice "Gordito pero feliz"; es por esa razón que las dietas no funcionan, porque insertan un programa mental que bloquea todo lo que sea parecido a una dieta para bajar de peso, porque los gorditos son más felices, y todos ansían la felicidad.

Todo a nuestro alrededor busca generarnos programas mentales, presta atención a tu alrededor y te darás cuenta que el TOC se nutre de muchos de esos programas mentales y, por lo tanto, tu TOC está nutrido de muchos de esos programas mentales basados en creencias, examina tu realidad, tu medio social y empezarás a encontrar coincidencias.

Muchos de esos programas mentales llegan a nosotros en la vida cotidiana, en las conversaciones, y hasta en los medios publicitarios, por ejemplo:

- Fernando tiene 47 años, mientras mira su programa televisivo preferido muestran la siguiente publicidad: Aparece el Dr. Álvarez con su bata blanca con una expresión seria, él dice que a partir de los 45 años hay mayor riesgo de sufrir un infarto. Si usted tiene sobrepeso, fuma o ingiere alcohol, tenga cuidado ya que podría sufrir un infarto. Pero felizmente la ciencia ha encontrado una forma de prevenirlo, si usted consume de forma diaria el medicamento "Aspin" podrá prevenirlo.

Fernando, mientras mira este anuncio publicitario, piensa: Yo tengo 47 años y tengo sobrepeso ¡Me puede dar un paro cardiaco! mejor tomo una "Aspin" diaria para prevenir.

Entonces, en base a este ejemplo, te pregunto: ¿Quién se favorece con este tipo de programación?

Exacto: Las industrias farmacéuticas.

Estamos acostumbrados a que las cosas se solucionen con una pastilla. Si en verdad quieres prevenir un infarto, has ejercicio y come saludable, esa es la única forma. Estamos acostumbrados al facilismo.

2. LAS PALABRAS NO SIGNIFICAN LO MISMO PARA TODOS

Para explicar esto te pondré el ejemplo del trabajo que ya lo habíamos tocado con anterioridad:

– Renato tiene 10 años, es un niño muy aplicado en la escuela, siempre ha ocupado los primeros puestos en el ranking de actitudes, él es hijo de un multimillonario que ha hecho una gran fortuna en bienes raíces. Su padre disfruta de lo que hace.

Cuando Renato mira a su padre en las mañanas y le preguntaba adónde va, él le dice que a trabajar, con una sonrisa y expresión de alguien que se va a divertir.

Pedro tiene 10 años, también es un niño muy aplicado en la escuela y ocupa los primeros puestos en el ranking de actitudes, él es hijo de un albañil que colabora en obras de construcción y que odia su trabajo.

Cuando Pedro mira a su padre en las mañanas y le preguntaba adónde va, él le decía que a trabajar, con una voz amargada y una expresión melancólica y cansada.

Ahora, pregunto:

¿Crees tú, que la palabra TRABAJO significa lo mismo para Renato y para Pedro?

¡Efectivamente! Estás en lo correcto, no significa lo mismo para ambos; mientras que para Renato, el trabajo significa divertirse y ganar mucho dinero; para Pedro, significa pesadez, depresión, un castigo o un martirio.

En este ejemplo te das cuenta que los dos niños tienen las mismas capacidades, pero no el mismo entorno social, por esa razón, Renato y Pedro tienen programas mentales distintos con respecto al trabajo.

Las creencias, los miedos y las obsesiones las aprendemos del exterior o las generamos a lo largo de nuestra vida, pero siempre bajo influencia del exterior. El medio ambiente en el cual has crecido ha influido considerablemente en tu vida.

Tu TOC es aprendido, lo has ido generando y nutriendo a lo largo de tu vida, desde que eras niño, al principio era imperceptible, tal vez hubo un hecho traumático relacionado con la ansiedad o la depresión, que lo detonó por completo; y fue entonces cuando el TOC se hizo presente y te empezó a causar problemas.

El TOC no aparece mágicamente, a veces pareciera que sí, pero este se va nutriendo a lo largo de tu vida, al principio es imperceptible, pero va creciendo hasta que logra afectarte considerablemente. Si es que no detienes su crecimiento y le das un nuevo enfoque, puede llegar a incapacitarte.

Entonces, si el TOC aparece gracias a programas mentales erróneos, es de la misma forma como se trata, modificando esos programas mentales y sustituyéndolos por otros.

La razón por la cual los obsesivos compulsivos no comparten las mismas obsesiones es porque no todos tenemos las mismas creencias, los mismos miedos o generamos las mismas obsesiones, porque no todos hemos crecido bajo el mismo ambiente o hemos tenido las mismas experiencias. Es por esa razón que algunos son obsesivos con la limpieza y no con el orden o con la sexualidad, la simetría, la perfección, etc. Pero esto es muy variable, la obsesión con la limpieza es la más común de todas y es compartida por la gran mayoría de obsesivos. Sin embargo, también otras personas pueden presentar todos los tipos de obsesiones.

El ritual se realiza para aliviar la ansiedad que produce la obsesión. Cada obsesivo compulsivo tiene sus propios rituales individuales, creados por él mismo. Pueden existir distintos rituales para aliviar la ansiedad que una misma obsesión produce en distintas personas obsesivas compulsivas.

Por ejemplo:

- El ritual de comprobación de la bombilla del gas para Daniel consiste en presionar cinco veces esta y repetir de inmediato la frase: "Bien, todo estará bien", luego de repetir estas palabras, mueve la cabeza de arriba hacia abajo un numero de cinco veces.

- El ritual de comprobación de la bombilla del gas para Martha consiste en presionar tres veces esta, pero cada vez que lo va haciendo tiene que contar hasta el número diez, pero mientras dure su ritual tiene que pensar en cosas felices, porque si no lo hace tendrá que repetir todo el procedimiento de nuevo, ya que algo malo podría pasar.

En este caso, Daniel y Martha tienen el mismo miedo (el desastre), lo que genera la misma obsesión (la seguridad), pero no comparten el mismo ritual (el cómo realizar la comprobación).

El exterior, la sociedad, la forma de asimilar los sucesos externos, influyen en la presencia de obsesiones en las personas con TOC. No esperes, por ejemplo, que en una casa de creyentes religiosos se hable de ateísmo o que en una casa de demócratas se hable bien de los republicanos. ¿Te das cuenta de la importancia del medio en donde creces?

Las palabras no significan lo mismo para todos, porque nuestro programa mental es quien las filtra. Para un administrador la palabra dinero tiene un significado distinto que para un sacerdote de vocación.

Hasta ahora tú has creído que tenías libre albedrío en tu vida; pero, en verdad, lamento decirte que no es así, la mayor parte del tiempo actúas bajo tus programas mentales, porque todo a tú alrededor te ha programa para ello.

Este libro te muestra cómo actúan tus programas mentales, ahora que ya lo sabes, vas a poder discernir la información que te llegue del exterior y podrás actuar con mayor coherencia. Si bien hasta ahora te he descrito el problema, te presento a continuación la solución: existen formas de engañar al cerebro, la programación neurolingüística consciente es una de ellas, para hacerlo solo tienes que darle más opciones a tu mente y nuevos programas mentales.

La mente humana siempre genera programas mentales, es imposible que no lo haga. El 95% de tu cerebro está en este mismo momento actuando en automático, solo estás un 5% consciente, posiblemente un 6% porque estás leyendo estas líneas, pero si tú tratas de subir ese 6% te estresarías porque ya no estás en automático.

Los seres humanos odiamos el estrés, por esa razón, creamos programas mentales, porque nos evitan pensar después; el problema está en que muchas veces no se crean programas mentales adecuados y nos pasamos toda nuestra vida usando programas mentales erróneos. El TOC es eso.

La mente inconsciente puede actuar a favor o en contra, puede convertirse en una gran aliada o en una implacable enemiga. Lo primero es reconocer nuestros programas mentales erróneos, y para ello tu mente tiene que estar abierta y analítica, no te cierres en tus creencias, no siempre pueden ser ciertas, deja que la duda te guíe y saca tus propias conclusiones.

Para que sigas viendo cómo el inconsciente, a veces, te hace malas jugadas, te muestro el siguiente ejemplo, quizás ya lo has vivido o alguien que tú conoces, pero te aseguro que responderá muchas de tus preguntas:

- Jonathan, cuando era niño, cada vez que se enfermaba, recibía mimos, caricias y atenciones por parte de sus padres, se sentía querido y amado por ellos. Entonces, su mente hizo la siguiente relación sin someterla a un proceso de racionalización:

ESTAR ENFERMO es igual a RECIBIR AMOR

En base a esta relación, la mente inconsciente de Jonathan tiene un nuevo programa mental: cada vez que necesite amor o atenciones, tiene que enfermarse, porque si está enfermo todos serán atentos y amorosos con él.

Ese programa mental queda posicionado en la mente y crece con la mayoría de niños, es por esa razón que muchas enfermedades no tienen causa aparente, es por eso que muchas personas somatizan enfermedades, tal vez el mensaje inconsciente que envían con ellas es que necesitan atención y amor por parte de quienes lo rodean.

Como Jonathan nunca racionalizó ese programa mental, fue creciendo con él y hoy cada vez que no se siente querido o se siente falto de amor por parte de su pareja, su mente inconsciente recurre al programa mental:

ESTAR ENFERMO es igual a RECIBIR AMOR

El cerebro entiende este programa como una orden, si la escribimos la orden sería: "Es hora de enfermarte, para que recibas más cariño de tu pareja, por lo tanto, tenemos que disminuir las defensas del cuerpo para que esto ocurra".

Todo esto puede parecerte extraño y casi mágico, pero la mente inconsciente tiene un mecanismo distinto al lado consciente. Por esa razón, hay personas muy enfermizas, tal vez su mente inconsciente esté enviando mensajes, quizás esa persona necesite mas amor de su entorno, tal vez es un grito desesperado y mudo que pide un poco más de cariño.

La mente puede ser un aliado o un enemigo, para que actúe a tu favor, primero tienes que saber cómo funciona, analizar tu realidad y crear la estrategia para cambiarla.

No te conviertas en tu peor enemigo. Mucha gente, sin pensar en las consecuencias, se repite constantemente: soy un idiota, soy incapaz de hacer eso, soy un tonto, no sirvo para nada; y ¿qué crees que atraen esas palabras?, ¿en qué te convierten esas palabras?

Exacto, estás creando programas mentales de idiota, incapaz, de tonto y de inútil. Y esos mismos programas mentales son lo que guían tus acciones a futuro; por lo tanto, palabras que te digan tonto atraen pensamientos de tonto, los mismos que se matizan con emociones de un tonto, lo cual genera un programa mental que te hace comportarte como tonto, por esa razón, creas hábitos de tonto que solo te pueden llevar a tener una personalidad de tonto, y ¿cómo crees que será tu destino? Exacto, será el de un tonto.

Entonces, imagínate si en vez de usar esas palabras limitantes, usas unas palabras motivadoras, palabras que te suban la autoestima. Si todos los días te dices que tú puedes lograr todas tus metas, que eres muy inteligente y hábil; te pregunto, entonces, ¿Qué atraerán esas palabras? ¿En qué te convertirán esas palabras?

Exacto… Ahí tienes una visión hacia el futuro.

Para no ser tu propio enemigo no te autogeneres programas mentales incapacitantes. Tú eres el dueño y el capitán de tu destino, dirígelo bien.

Te presento otro ejemplo para que puedas ver cómo actúa la mente inconsciente:

– María fue violada cuando tenía 20 años de edad por dos hombres mientras caminaba sola por la calle en una fría noche; después de ese terrible suceso que la dejo al borde de la muerte, porque también fue golpeada, empezó a mostrar un comportamiento autolesivo, usualmente para aliviar su ansiedad y sus crisis depresivas, se realizaba cortes en el cuerpo con objetos punzocortantes. En una ocasión quedo desfigurada al realizarse dos cortes, el primero en el mentón y el otro en la mejilla.

Te preguntarás: ¿Qué impulsa a María a realizarse cortes y a lastimarse más, de esa manera?

Lo que sucede es que María nunca superó lo ocurrido, esa agresión, su mente trata de olvidarlo, todos los días trata de no pensar en lo ocurrido, pero curiosamente piensa más en ello. Y ya tú sabes que no basta con tratar de olvidar nuestras experiencias desagradables, sino que tenemos que someterlas a un proceso de racionalización, el cual consiste en:

Recapitulando:

Pasos de la racionalización

- **Primero:** Aceptar que lo sucedió.

- **Segundo:** Analizar la situación, responderse las siguientes preguntas: ¿Quieres que vuelva a ocurrir una situación similar? ¿Cómo te hizo sentir esa situación?

  Tendrá que identificar las emociones que este suceso le produjo.

- **Tercero:** Racionalizar la situación. Pasar por un evento traumático te marca la vida; pero todo es superable, la vida continúa.

En este proceso, María estudia la situación: ¿Por qué ocurrió?

- **Cuarto:** Crea tu estrategia de cambio. ¿Cómo prevendrás que algo así vuelva a ocurrir?

Crea y busca opciones, genera una estrategia de cambio, por ejemplo: Quizás a María la haga sentir más segura aprender karate o tener algún mecanismo u objeto de defensa siempre consigo.

- **Quinto:** Aplica tu estrategia, lleva a cabo tu plan para evitar que algo así vuelva a ocurrir. En este caso, asistir a clases de karate o comprar algún objeto.

Esta serie de pasos son los que se debe seguir para superar cualquier problema pasado, en vez de autoreprocharse, humillarse y sentirse culpable.

El inconsciente de María había generado el siguiente programa mental:

FUI VIOLADA, PORQUE SOY BONITA - SI FUERA FEA, NO HUBIERA SIDO VIOLADA.

Ese programa mental es el que hace que María se cause cortes en el cuerpo y rostro. Ella nunca sometió lo sucedido al proceso de raciocinio, entonces, el inconsciente busca generar sus propias opciones para disuadir la ansiedad que siente.

María, lamentablemente, nunca pudo superar aquel trauma y en uno de sus arrebatos de ira, se hizo tantos cortes que murió desangrada…

Las enfermedades no solo son síntomas, hay una causa a nivel psicológico. Ocurren porque el inconsciente tiene rencores reprimidos, programas mentales autodestructivos, y te enfermas porque tal vez:

- Quieres llamar la atención, porque cuando eras niño te dabas cuenta que tus padres te ponían más atención cuando estabas enfermo.

- Crees que es un castigo divino y lo mereces, por haber cometido algún acto que mereciera ser castigado.

Cuando te enfermes, piensa que tal vez primero se enfermó tu mente y esto se exteriorizó en tu cuerpo.

En la mente del obsesivo compulsivo, el inconsciente creó el programa mental que decía que la obsesión cede cuando se realiza el ritual. Hubo un momento en tu vida, donde apareció la primera obsesión y te generó tanta ansiedad que te sentiste muy mal. Pero no seguiste los cinco pasos de la racionalización, y como una salida de escape generaste el ritual, y en ese primer momento funcionó: la ansiedad desapareció; y fue ahí donde generaste el programa mental:

3. LA ANSIEDAD DE LA OBSESION DESAPARECE CON EL RITUAL

Eres obsesivo compulsivo porque te has condicionado para serlo, pero de la misma forma puedes dejar de serlo, la decisión es solo tuya, compórtate como la persona que quieres ser.

Hasta ahora te he repetido muchas veces que el TOC actúa bajo un programa mental y lo he hecho porque necesito que lo asimiles, solo así podemos seguir avanzando en este camino. El TOC es un programa mental, tenlo siempre presente…

RETO Nº 3

1. Usando la lista de tus obsesiones actuales, completa el siguiente cuadro en tu cuaderno de notas. Primero el miedo que le da origen, el ritual con el cual alivias la ansiedad y el programa mental en el cual está basado. Por ejemplo:

MIEDO	OBSESIÓN	RITUAL	PROGRAMA MENTAL
A la contaminación	Limpieza	Lavarme 20 o más veces las manos al día.	En una ocasión escuché al médico decirle a mi papá que el motivo por el cual había enfermado era porque no se lavó de forma correcta las manos.
¿? ...	¿? ...	¿? ...	¿? ...

Tu reto de hoy es hacer tu cuadro de obsesiones, no importa si aciertas o no con el programa mental, lo importante es que clasifiques tus obsesiones y que las examines desde un punto de vista crítico y psicoanalítico.

PRÁCTICA Nº 3

CREA UN ANCLA

Un ancla te permite recuperar aquellos estados emocionales a voluntad y cuando tú lo desees.

Recuerdas aquellos días de tu vida dónde estabas libre de obsesiones y compulsiones, donde te sentías feliz y pleno. Todos esos estados emocionales se encuentran guardados en algún archivo mental. Lo único que tenemos que hacer es revivir esas emociones.

Entonces, ¿te gustaría recuperar tu estado emocional feliz, cuando te sientas deprimido, creando anclas de forma racional y consciente? Lo puedes hacer.

¿Qué es un ancla?

Un ancla es la asociación automática e inmediata entre un estímulo y una respuesta.

Por ejemplo:

- Imagínate que en un momento de tu vida donde te hayas sentido muy feliz, escuchas una canción en particular.

  ¿Qué crees que pase si vuelves a escuchar esa misma canción pasados dos o tres días?

Exacto, revivirás la misma emoción de felicidad que sentías al

escuchar determinada canción.

El que esa canción (estímulo) reviva esas emociones de felicidad

(respuesta) es un ancla.

Nuestro cerebro funciona haciendo asociaciones constantemente, siempre carga de emociones todas nuestras sensaciones; a las imágenes, sonidos, olores, sabores o roces táctiles siempre les atribuye una emoción o varias.

Por lo tanto, cada vez que experimentamos una nueva sensación, le atribuimos una emoción determinada, la cual es capaz de volver a revivir con el recuerdo (consciente o inconsciente).

Por ejemplo:

– Imagínate que después de casarte te vas de luna de miel al Caribe con tu pareja, lo consideras el mejor viaje de tu vida, pero por coincidencias de la vida años después tu pareja muere.

Entonces, ¿qué pasaría si regresas de nuevo al Caribe?, ¿qué emociones vendrán a ti?

Efectivamente, todo te recordará a tu pareja fallecida: las imágenes, los sabores de la comida, los olores, las sensaciones táctiles de la arena, el viento en tu piel, etc.

Todo en el Caribe te recordará los momentos maravillosos que pasaste en ese lugar al lado de tu pareja en su luna de miel. Y esto ocurre porque se creó un ancla entre el lugar y tus emociones.

Te presento otro ejemplo:

- Imagínate que tu actual pareja, con la cual llevas cinco años de relación, use siempre un mismo perfume, pero por ciertas incompatibilidades la relación termina.

  ¿Qué sucede si vuelves a oler ese mismo perfume? ¿A quién te recordará? ¿Qué emociones vendrán a ti?

  Así funcionan las anclas, toda nuestra vida las vamos creando, cambiando, modificando, olvidando, etc.

Los anclajes pueden ser positivos o negativos, los primeros reviven emociones positivas, agradables, que nos motivan; en cambio, los segundos reviven emociones negativas que nos limitan.

Por ejemplo:

- Mucha gente asocia el hablar en público con un estado emocional ansioso y terrorífico. Esto sucede porque el estímulo (hablar en público) está atado a un ancla negativa y desfavorable (ansiedad y terror)

  Entonces, ¿por qué para algunas personas les es tan fácil hablar en público y a otras las paraliza? La respuesta está en las anclas que tienen.

  Un ancla es cualquier cosa, imagen, olor, sabor, sonido, roce o tocamiento, que dé acceso a un estado emocional en particular.

¿Cómo se crea un ancla de forma consiente?

- **Primero:** Necesitas un objetivo a lograr con el ancla. Pregúntate: ¿Qué quieres lograr?

- **Segundo:** Necesitas un componente emocional fuerte, para ligarlo a tu ancla. Si no hay un componente emocional fuerte, puedes generar uno.

Por ejemplo:

Si deseas ser un gran orador (Objetivo), tendrás que hacer lo siguiente:

- Buscar un componente emocional fuerte, este puede ser un momento de tu vida donde te sentiste pleno, convincente y seguro hablando. Tienes que traer a tu presente esas emociones y volverlas a sentir.

- Si no tienes un componente emocional fuerte, es decir, si no posees ningún recuerdo tuyo hablando y sintiéndote pleno, convincente y seguro, tendrás que generar tú mismo la emoción, imaginando cómo te gustaría sentirte cuando hables frente a un auditorio, tienes que recrear las emociones que sentirías en ese momento, cómo quisieras que fuera.

El objetivo de crear un ancla

El objetivo de esta práctica es instalar un anclaje que desencadene estados emocionales poderosos y que se activen cuando uno más los necesite.

Requisitos para esta práctica

- Estar en un ambiente tranquilo sin interrupciones. Puede ser a la hora que te sea más conveniente, en el lugar de tu preferencia.

- El tiempo a invertir es aproximadamente unos 20 minutos, dependiendo de la cantidad de veces que la practiques. Puedes practicarla las veces que sean necesarias.

- Puedes realizar esta práctica solo o acompañado de un guía, este guía puede ser un amigo o un familiar con quien sientas confianza.

PASOS A SEGUIR

Paso N° 1

Identifica y plantea tu objetivo.

- ¿En qué situación quieres sentirte más confiado y seguro?

- ¿Qué tipo de ancla quieres generar?

En nuestro caso, el objetivo de esta práctica es "sentirte igual de seguro como te sentías antes de que el TOC apareciera en tu vida"

Paso N° 2

Identifica el estado emocional que deseas tener, tienes que definirlo al detalle, porque toda la práctica gira en torno a él.

En nuestro caso, el estado emocional es "la seguridad en ti mismo".

Paso N° 3

Es hora de recordar, vuelve a tu pasado y recuerda el momento en tu vida donde sentiste ese estado emocional a recuperar, es decir, la seguridad en ti mismo. Busca el momento donde sentiste una seguridad plena en ti, tienes que indagar en tus recuerdos.

Si en caso no encuentres recuerdo que traiga ese estado emocional o no es lo suficientemente fuerte, puedes generar uno de la siguiente forma: Piensa en cuán seguro te gustaría sentirte hoy en día con respecto a tus obsesiones, visualiza ese estado, aliméntalo de imágenes, emociones y sobretodo siente el momento como si lo estuvieras viviendo. Imagina el lugar, el espacio, la ropa con la que vistes, si hay música de fondo; mientras más detalles le incorpores a este estado emocional, más fuerte será.

Paso N° 5

En este paso tienes que elegir las anclas que usarás; serán de tres tipos: un ancla visual, una auditiva y otra kinestésica, por ejemplo:

- Un ancla visual: piensa en ti mismo, captura tu imagen, esa en la que te sientes muy seguro de ti mismo. Por ejemplo: si a los 11 años te sentías muy seguro de ti mismo, captura una imagen de ese recuerdo, la más representativa. Si, por no tener esa imagen en el recuerdo, tuviste que generar esa imagen, úsala como ancla visual en este paso.

- Un ancla auditiva: A la imagen capturada, añádele un sonido, por ejemplo, un murmuro (mmm) o un chasquido de dedos o un sonido con la lengua. En esta práctica elegiremos el chasquido de los dedos.

– Un ancla kinestésica: Para esto ubica una zona de tu cuerpo que acompañe a las demás anclas, puede ser, por ejemplo, tocarte el codo, la espalda, detrás de la rodilla, etc. El lugar elegido no tiene que ser un lugar tan común del cuerpo, ni tampoco uno tan complicado.

En nuestro caso, usaremos el toque en el codo.

Paso N°6

Cuando tengas todas las anclas identificadas, realiza lo siguiente:

Recuerda tu imagen capturada y revive las emociones de sentiste en ese momento, tienes que sentirlas, imagina que estás en ese mismo momento, siente la emoción, cierra los ojos y vívela.

Sigue sintiendo las emociones, cuando llegues al punto máximo de la emotividad, abre los ojos y abandona dicho estado.

Paso N° 7

Vuelve a conectarte al estado anterior, revive las emociones, cierra los ojos y siéntelas en carne propia, vuelve a experimentar ese clímax.

Cuando llegues al punto máximo del néctar de emociones, conecta las tres anclas, es decir, genera la imagen capturada en tu mente, realiza el sonido (en nuestro caso el chasquido de los dedos) y toca la parte del cuerpo que has elegido (en nuestro caso el codo).

Cuando hayas conectado las tres anclas, mantente en ese estado, disfrutando de las emociones por al menos 3 minutos.

Paso Nº 8

Después de haber realizado el paso anterior y que tus anclas estén conectadas. Tienes que comprobar si el proceso ha funcionado, para ello has lo siguiente:

- Tienes que generar las tres anclas, es decir, primero, piensa en la imagen capturada (ancla visual); segundo, realiza el sonido, el chasquido de los dedos (ancla auditiva); tercero, toca la parte del cuerpo elegida, el codo (ancla kinestésica).

Cuando hayas soltado las tres anclas, obsérvate, porque el haber soltado las tres anclas te debe de haber llevado al estado emocional de seguridad; el soltar las anclas te deben de llenar de ese néctar de emociones, de seguridad, que describimos al inicio.

Si esta comprobación ha funcionado, podemos continuar, pero si aún no sientes ese néctar de emociones, de seguridad, venir a ti cuando sueltes el ancla, vuelve a repetir el paso número siete, es decir, donde conectas tus anclas.

Para que esta práctica funcione a plenitud, tienes que practicar constantemente y repetir, tómate tú tiempo, esta práctica es poderosa para sacar lo mejor de ti.

Paso Nº 9

Este recurso de anclaje es altamente efectivo, siempre y cuando las anclas estén bien conectadas. Para saber cuándo poner a tu disposición este recurso, debes tener señales internas o externas, con las cuales te des la orden de soltar tus anclas.

Identifica una señal externa que quieres que mande la orden a tu mente para que suelte las anclas. En nuestro caso, la señal será la "ansiedad", entonces, cuando empieces a sentir ansiedad, tu mente soltará las anclas, las cuales atraerán el estado emocional deseado.

Con esta herramienta, has trasformado algo incapacitante como la ansiedad en un disparador de anclas que atraerán un estado de seguridad.

Ante cualquier situación de estrés, te darás cuenta que hay señales que se despiertan, por ejemplo:

- Imagínate que estás frente a tus compañeros a punto de hablar, hay un pequeño diálogo interno que te dices: no podre hacerlo, no quiero estar aquí, etc.

- Ahora imagínate frente a una situación obsesiva, por ejemplo, la limpieza, ¿qué te dices en ese momento?, tal vez: No quiero que pase eso, odio esto, etc., y sientes un cosquilleo en el estómago.

A todas esas señales las podemos usar como los detonantes de tus anclas, tienes que elegir una, la más representativa, que es la que disparará tus anclas.

En nuestro caso, la señal que hemos usado es la "ansiedad", cuando empieces a sentir ansiedad y sus demás características, tu mente entiende la señal como una orden, para realizar tus anclas. Entonces, cuando sientas ansiedad, realiza tus anclas para recuperar tu estado emocional de seguridad.

PASO Nº 4

ORIGEN DE LA COMUNICACIÓN OBSESIVA COMPULSIVA

Te has preguntado ¿qué comunicación interna tiene un obsesivo compulsivo cuando se ve invadido por obsesiones y ansiedad?

En tu vida existió un primer momento, donde realizar un ritual disipó la ansiedad que te producía la obsesión, en ese momento se creó un nuevo programa mental, quizás en un principio consciente.

El programa mental es:

Miedo – Obsesión – Ansiedad – Compulsiones o rituales – Seguridad momentánea.

Entonces, te pregunto lo siguiente:

– ¿Qué te dices a ti mismo en el momento de crisis? En ese momento donde te invade el miedo, la obsesión y la ansiedad.

– ¿Qué mensajes te envías en ese momento? ¿Son positivos o negativos?

El obsesivo compulsivo, en el momento de crisis (cuando esta alterado por la ansiedad que le produce la obsesión), solo piensa en lo malo que podría pasar si realiza o no el ritual o compulsión. Su comunicación interna está llena de dudas e incertidumbre. Los mensajes que se envía a sí mismo son fatalistas y trágicos.

Entonces, para que el obsesivo compulsivo use a su favor la Programación Neurolingüística, tiene que:

- **Primero:** Conocer los programas mentales que le impiden dominar el TOC.

- **Segundo:** Racionalizar los programas mentales que generan las obsesiones.

- **Tercero:** Redireccionar y modificar los programas mentales improductivos y negativos para reemplazarlos por otros productivos y beneficiosos.

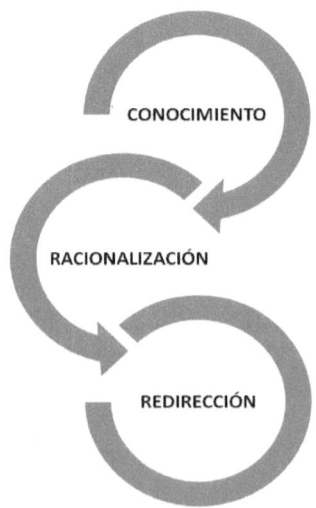

Esta serie de tres pasos (método CRR) tiene como objetivo reemplazar el programa mental obsesivo antiguo y autodestructivo por uno nuevo, racionalizado y productivo.

En una ocasión, mientras esperaba mi turno en un consultorio médico, no pude evitar escuchar la conversación entre la secretaria recepcionista y una de sus amigas. Resumiendo su plática, la secretaria le decía que desde los doce años de edad había sufrido de migraña y que ella sabía que la migraña era incurable y que, por lo tanto, toda su vida se vería aquejada por ese tormentoso dolor de cabeza.

Analicemos el ejemplo anterior desde la PNL:

- La enfermera padecía migraña, algún médico se lo dijo o ella buscó información al respecto, y ella lo creyó.

- La enfermera cree que es incurable, por lo tanto, formó un programa mental de nunca verse aliviada de la migraña.

- Su creencia es limitante y autodestructiva.

Como ella cree que la migraña es incurable, la interrogante aquí es: ¿no será esa creencia la que no la deja aliviarse? Ella misma es la que le coloca restricciones a su vida, es ella quien se limita, y se aferra a sus propias creencias destructivas.

Lo mismo ocurre con el TOC, te han dicho que es incurable y estás convencido de eso; sin embargo, yo te digo todo lo contrario, puedes vivir feliz, el TOC puede dejar de ser un problema en tu vida.

Entones, responde:

- ¿Crees en ti mismo?

- ¿Crees que puedes dominar el TOC?

Muéstrame tu actitud luchadora, di tu respuesta en voz alta ahora mismo; siéntela.

Recuerda que si otros pueden dominar el TOC, tú también lo puedes hacer, atrévete a internarlo; porque yo sé que lo lograras.

Tu mente solo espera órdenes, tú la dominas, ella no. La solución solo está en cambiar la programación obsesiva compulsiva por alguna que no lo sea.

La obsesión es un estímulo en la mente y genera una acción (el ritual), lo que desencadena una reacción (tranquilidad momentánea); ese esquema de desarrollo queda grabado y archivado en el inconsciente.

Recuerda que mientras más repitas esa conducta o programa mental, más difícil será dejarla de hacer a futuro. El inconsciente de un obsesivo compulsivo es un archivo de programas mentales, es un mapa de obsesiones y compulsiones, de directivas de qué hacer y qué no (no ver aquello, no tocar eso, no pensar en tal cosa, decir esa palabra cuando haga eso, etc.).

Por esa razón, tenemos que racionalizar los miedos, obsesiones y rituales, si lo hacemos estamos reestructurando los modelos mentales de la ansiedad, por lo tanto, la programación mental del TOC se modifica.

La forma de llegar a tu inconsciente es examinar tus costumbres, rituales y temores de forma detallada. Examinar el inconsciente es buscar una ventana hacia el pasado. Procederemos a hacerlo, prepárate…

- **Primero:** Quiero que busques el punto inicial de tus obsesiones, determina qué las origina, de dónde vienen, qué las desencadena.

- **Segundo:** Examina los miedos que sustentan esa obsesión.

El TOC es una PNL mal enfocada, debió existir en algún momento de tu vida algún suceso que marcó tus obsesiones actuales. En algún momento de tu vida hiciste las siguientes conexiones:

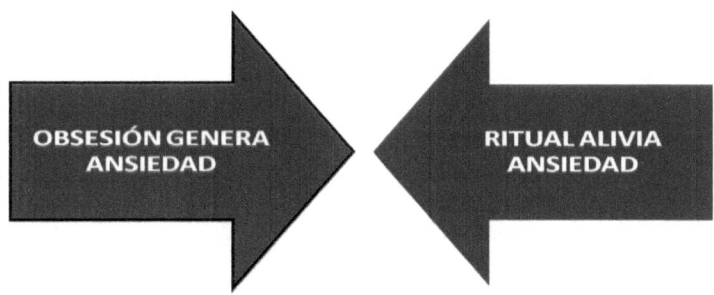

En tu vida puede haber algún suceso que te marcó para siempre, como le sucedió a Luis, por ejemplo:

- Cuando Luis era niño y sus padres salían de casa, ocasionalmente lo dejaban al cuidado de una niñera; en una ocasión, sus padres tuvieron que salir lo que causó el llanto incontrolable de Luis, a quien no le gustaba quedarse solo, aunque estuviera acompañado de Martha, la niñera.

  Martha intentó de todo para calmar el llanto de Luis, pero todo fue en vano. Hasta que en un momento de enfado, ella le dijo que si no dejaba de llorar sus padres morirían y no regresarían jamás, porque el llanto es atrayente de muerte.

  Al escuchar eso, Luis detuvo su llanto de inmediato, y un miedo se apodero de él (perder a sus padres y quedarse solo), ese miedo generó una obsesión (la muerte). Con la aparición de la obsesión se produjo una gran sensación de ansiedad, la cual no sabía con que calmarla, fue entonces donde en forma inconsciente e instintiva empezó a repetirse: Mis papas no morirán, mis papas no morirán… (Ritual o compulsión). Solo así obtuvo una paz momentánea.

¿Te has percatado cómo la mente inconsciente hace sus propias relaciones?; sucesos como el del ejemplo anterior pasan a lo largo de nuestra vida, no los racionalizamos y solo los dejamos pasar; algunos calan en nuestra vida, pero otros solo los dejamos pasar, recuerda que no se olvidan solo se almacenan, muchos no lo recordamos y es ahí donde está el problema porque en base a ellos es que muchas veces actuamos.

Luis, cuando ya era adulto, le temía mucho a la muerte, no le gustaba llorar, aunque no sabía el porqué. Solo recordando este hecho es que pudo encontrar cierta relación.

Algunos sucesos en nuestra vida pueden marcarnos para siempre, por ejemplo:

- Alberto, cuando tenía 12 años, perdió a su hermano menor, pero cuando esto pasó, sucedió algo que lo marcó para siempre, antes de que su hermano muriera lo dejaron a su cuidado, pero olvidó cambiar el pañal, para la noche su pequeño hermano murió. Alberto, inconscientemente, hizo la relación: Su hermano murió porque él olvido asearlo.

  Esta relación es ilógica en este caso, porque su hermano menor murió de un paro cardiaco según los exámenes forenses. Pero esa asociación de eventos, generó en Alberto un nuevo programa mental, el cual lo convirtió en un obsesivo compulsivo con la limpieza.

Recuerda siempre que los traumas psicológicos nunca olvidan el día en que nacieron. Todas tus obsesiones tienen una base en el inconsciente, tenemos que ubicarlas y racionalizarlas.

Entonces: ¿qué mensajes se envía Alberto cuando se asea compulsivamente?

Seguramente se dice que no está limpio y que tiene que repetir el procedimiento porque si no alguien morirá. Eso es lo habitual, lo común.

Pero que ocurriría si Alberto se envía mensajes positivos, por ejemplo: Que el número de veces que se aseó son los adecuados, que nada malo ocurrirá si no lo hubiera hecho correctamente, que él confía en sí mismo y en cómo lo hizo, que se quiere y respeta su cuerpo, que no cometería excesos que lo lastimen.

La PNL es una técnica de una ciencia práctica, que consiste en usar el lenguaje de forma correcta para comunicarse con nuestro YO interno, enfocándonos en el contenido de los mensajes.

En el TOC, la PNL se centra en los mensajes que se envía el obsesivo compulsivo para reforzar sus obsesiones, alimentar su miedo y ansiedad.

Una vez que los mensajes negativos hayan sido reconocidos y analizados, la PNL reemplaza los mensajes destructivos por unos adecuados. Hasta ahora, el TOC te ha dado modelos neurolingüísticos erróneos y mal enfocados, esos modelos tienen que ser cambiados si quieres dominar el TOC.

El lenguaje nos comunica con los demás y con nosotros mismos a través del pensamiento. Usamos el lenguaje para ordenar nuestros pensamientos y conducta. Cuerpo y cerebro forman una unidad.

Los recuerdos y nuestras experiencias filtran nuestros nuevos actos, por esa razón, muchas veces actuamos bajo la experiencia anterior. Pero, entonces, ¿qué ocurre cuando hemos tenido muchas experiencias desagradables? Pues tendremos programas mentales desagradables, y entonces ¿qué haremos con ellos? Pues: Conocerlos, racionalizarlos y redireccionarlos.

1. EL PLACER A CORTO Y LARGO PLAZO

La felicidad no es un resultado o un objetivo, sino un estado mental. Y ese estado mental no es condicional, su único requerimiento es la voluntad y la decisión. Tú decides ser feliz en el momento que tú quieras, hoy puede ser el peor día del mundo, pero el que tú seas feliz o infeliz es solo decisión tuya.

¿Qué significa placer a corto y largo plazo?

El placer a corto plazo es la satisfacción inmediata, mientras que el de largo plazo es la satisfacción que llega después de algún largo tiempo, por ejemplo:

– Yilmar tiene dos opciones para su fin de semana:

• La primera es asistir a una fiesta, la cual será muy divertida porque a ella asistirán la mayor parte de sus amigos y amigas.

• La segunda opción es estudiar porque tiene pendiente un examen para el día lunes, el cual es muy importante.

¿Cuál de las dos opciones es el placer inmediato o a largo plazo?

Si Yilmar escoge la primera opción, ir a la fiesta, ese es el placer inmediato, porque es algo que tendrá de inmediato, ya mismo; pero si escoge la segunda opción, la de estudiar, sería escoger el placer a largo plazo, porque estudiar para un examen suena aburrido y agotador, además no hay una retribución placentera inmediata, porque los resultados de ese examen se verán mucho después. Pero si logra una nota muy alta, es ahí donde aparece la satisfacción.

La vida siempre nos ofrece placeres inmediatos y a largo plazo; por lo general, los placeres inmediatos suelen ser los improductivos a diferencia de los de largo plazo, que sí retribuyen tu esfuerzo, pero después de un tiempo considerable.

Si estos dos conceptos, placer a corto plazo y largo plazo, los llevamos al TOC, diremos que ceder al ritual es optar por el placer a corto plazo, la satisfacción es inmediata. Pero si nos esperamos, serenamos, racionalizamos la obsesión y nos negamos a desarrollar el ritual estamos optando por el placer a largo plazo, porque al inicio la ansiedad será muy alta, pero no te mortifiques, irá cediendo poco a poco.

Si racionalizas la obsesión y no cedes al ritual, dominarás muy rápido el TOC. El dominar al TOC significa dominar la ansiedad que estos pensamientos obsesivos provocan.

¿Cómo evitar caer en el placer inmediato?

Para evitar caer en el placer inmediato, evita pensar en lo que estás perdiendo si no lo haces, piensa en lo que ganarás si no lo haces. Cuando Yilmar esté frente a la propuesta de la fiesta, debe evitar pensar en la diversión que se está perdiendo, solo se debe enfocar en la recompensa que obtendrá si se queda en casa a estudiar.

Este concepto llevado al dominio del TOC sería, por ejemplo:

—   Francisco se resiste a lavarse obsesivamente las manos, ya lo hizo dos veces, pero siente mucha ansiedad, porque quiere sentirse más seguro de que está correctamente aseado. Si él cede a la obsesión y se lava otra vez, estaría cediendo al placer inmediato, y eso no contribuirá al dominio del TOC, pero si espera, se tranquiliza y se resiste a hacerlo, porque él sabe que aquella acción contribuye a superar su TOC, estaría optando por el placer a largo plazo.

Para evitar ceder a la tentación del placer inmediato, Francisco no tiene que pensar en la tranquilidad y paz momentánea que está perdiendo por no ceder a esa obsesión, sino tiene que pensar que el no hacerlo contribuirá a dominar para siempre el TOC.

Las personas que tienen fuerza de voluntad y no ceden al placer inmediato son las personas con mayor probabilidad de éxito en la vida.

La clave del éxito de una persona, en todo aspecto, está precisamente en el manejo del placer a corto y largo plazo. Porque si eres muy complaciente contigo mismo, la vida te va a ser muy dura, podrías dormir quince horas diarias si quisieras y ceder a todos los placeres sin ningún control, pero ¿eso es favorable para tu vida y tu futuro?

2. FILOSOFÍA DE LAS EMOCIONES

Las emociones son reacciones psicofisiológicas (psíquicas y físicas) que experimentamos ante un determinado estímulo. Son el combustible de la vida. Los seres humanos somos constantemente influenciados por las emociones, son estas las que nos otorgan un sentido de vida.

Te has preguntado, entonces:

- ¿Qué emociones te trasmites? y ¿qué emociones le transmites a las personas que te rodean?

Las emociones se contagian, por esa razón, sientes ganas de reírte cuando escuchas reír a otra persona o ganas de llorar cuando ves alguien hacerlo, a eso le llamamos empatía.

Tener un dominio adecuado de las emociones implica controlar los sentimientos propios como los ajenos. Las malas emociones enferman tus expresiones, tus facciones faciales se tornan bruscas y agresivas, porque estas son el reflejo de tu mundo interno.

A continuación, la secuencia del destino con respecto a las palabras negativas y emociones negativas:

Palabras negativas

Pensamientos negativos

Emociones negativas

Comportamientos negativos

Hábitos negativos

Personalidad negativa

Destino negativo

Los pensamientos/palabras atraen emociones correspondientes al sentido de ellas, las cuales producen cambios físicos en quien las tiene.

Si tus pensamientos son depresivos, tus pensamientos y tus emociones también serán depresivos, y en base a estas emociones tu cuerpo cambia, él también se deprime, tus hombros se verán caídos, tus ojos tristones y tus expresiones faciales serán propios de una persona deprimida.

Los pensamientos o palabras depresivas – Producen emociones depresivas – Las que generan cambios físicos depresivos

3. TIPOS DE EMOCIONES

Existen seis tipos de emociones: tristeza, miedo, sorpresa, ira, amor y alegría. De las que derivan las demás.

Emociones: Tristeza, miedo, sorpresa, ira, amor, alegría

– **TRISTEZA:** Significa

- Tormento

- Añoranza

- Pesimismo

- Humillación

- Desánimo

- Pesar

- Depresión

- Lástima

- Decepción

- Suplicio

- Desesperación

- Remordimiento

- Culpa

- Rechazo

- Aislamiento

- Dolor

- Derrota

- Desaliento

- Sufrimiento

- Insulto

- Arrepentimiento

- Congoja

- Soledad

- Disgusto

- Melancolía

- Vergüenza

- Condolencia

– **MIEDO:** Significa

- Humillación

- Inseguridad

- Terror

- Pavor

- Temor

- Nerviosismo

- Preocupación

- Aflicción

- Histerismo

- Horror

- Shock

- Desasosiego

- Ansiedad

- Pánico

- Susto

– **SORPRESA:** Significa

- Asombro

- Sorpresa

- Pasmo

- Incertidumbre

– **ENOJO:** Significa

- Enojo

- Desagrado

- Hostilidad

- Malhumor

- Envidia

- Menosprecio

- Indignación

- Inquietud

- Amargura

- Frustración

- Repugnancia

- Venganza

- Cólera

- Aspereza

- Desprecio

- Aversión

- Irritación

- Resentimiento

- Violencia

- Exasperación

- Celos

- Rencor

- Furia

- Fastidio

- Odio

– **AMOR:** Significa

- Adoración

- Cuidado

- Cariño

- Atracción

- Deseo

- Compasión

- Sentimentalismo

- Capricho

- Añoranza

- Ternura

- Simpatía

- Afecto

- Pasión

– **ALEGRÍA:** Significa

- Regocijo

- Entusiasmo

- Buen humor

- Jovialidad

- Estímulo

- Gozo

- Felicidad

- Paciencia

- Brío

- Euforia

- Alivio

- Agradecimiento

- Contento

- Alborozo

- Éxtasis

- Triunfo

- Deleite

- Excitación

- Fascinación

- Jolgorio

- Orgullo

- Dicha

- Satisfacción

- Embeleso

- Alegría

- Esperanza

- Júbilo

No te conviertas en tu propio enemigo, quita de una vez los pensamientos o palabras negativas de tu vida, modifica esas emociones y cambia de actitud; verás cómo cambia tu vida.

Tú puedes ser el autor de tus propios sentimientos, por ejemplo:

– Si quieres dejar de estar deprimido, cambia tus pensamientos (piensa en cosas felices, repítete que te encuentras feliz aunque no lo estés, es decir, miéntete). Estos pensamientos atraen

emociones apropiadas a la felicidad y se reflejaran en tu cuerpo.

Si bien las emociones son abstractas, tienen un gran impacto a nivel físico y nuestro mundo interior siempre se expresa en el exterior.

En el ejemplo anterior para cambiar nuestras emociones hemos partido por nuestros pensamientos, a los cuales tienes que acompañarlo con una actitud física concordante.

Por ejemplo:

- Si te sientes deprimido, cambia tu postura, colócate en una posición erguida, levanta la frente y sonríe. Esa actitud física y corporal ayudará a cambiar tus emociones y ayudará a tus pensamientos.

Para dominar nuestras emociones, tenemos que conocerlas plenamente y aprender a controlarlas. La vida es ciclotímica, te dará momentos felices y momentos tristes, no es lineal, y eso no lo puedes modificar, no tienes poder sobre ella. Sin embargo, la actitud que tienes ante esos cambios, en eso sí tienes autoridad, eres tú quien decide qué actitud tener ante cada acontecimiento.

Sin duda, las emociones son importantes en nuestra vida. Entonces: ¿Qué papel cumplen las emociones en el TOC?

Para descubrir la respuesta a esta pregunta, responde en tu cuaderno de notas creando una nueva nota, lo siguiente:

- ¿Qué emociones te despierta el TOC? ¿Qué emociones sientes cuando estas ante una obsesión? ¿Alegría, tristeza, ira, sorpresa? Defínelas y descríbelas.

-   ¿Qué emociones sientes estando frente a la ansiedad? ¿Miedo, pánico, dolor? Defínelas y descríbelas.

-   ¿Qué emociones tienes acerca de ti, frente al TOC? ¿Te sientes capaz o incapaz, feliz o triste?

El TOC bloquea tu razón en el momento mismo de la ansiedad frente a la obsesión. La ansiedad bloquea tu razón si no te calmas y empiezas a racionalizarla. Al no tener un dominio adecuado sobre las emociones, somos facilmente vencidos por ellas y cedemos ante las obsesiones y rituales.

RETO Nº 4

1. Responde las siguientes preguntas:

- ¿Qué mensajes le envías a tu mente, respecto al TOC? ¿Crees que se puede curar?

- ¿Te envías mensajes positivos a lo largo del día?

- ¿Te envías mensajes que refuerzan tu confianza y autoestima o mensajes que la lastiman?

- ¿Qué emociones te gustaría sentir de hoy en adelante, frente al TOC?

2. Toma acción

- Observa tus emociones en estos tres momentos de tu vida y escríbelas: Antes que aparezca la obsesión, cuando aparece y estás enfrentado a ella, y cuando cedes al ritual.

- ¿Cómo te gustaría reaccionar, qué emociones te gustaría tener en cada uno de esos tres momentos de tu vida? Escríbelas para crear un ideal emocional, de cómo te gustaría sentirte.

- ¿Qué emociones te gustaría eliminar de tu vida para siempre? Has una lista.

- ¿Qué emociones te gustaría tener presente siempre en tu vida? Has una lista.

- Escoge una de las emociones que te gustaría tener presente siempre en tu vida y practica esa emoción por siete días.

Por ejemplo: Empieza con la felicidad esta primera semana.

Prueba por siete días practicar la felicidad, pase lo que pase, tú siempre siéntete feliz, se te presentarán circunstancias desagradables pero tú siempre estarás feliz. Después de siete días, prueba con otra emoción que te gustaría cultivar y tenla permanentemente por siete días. Prueba con esto y verás que pasa…Te asombrarás.

PRÁCTICA N° 4

AUTOMOTIVACIÓN

Con esta práctica aprenderás a motivarte en el momento que más lo necesites, para que de esa forma te sientas confiado y seguro, capaz de hacer todo lo que te propongas.

La motivación es energía, acción y movimiento, es poder tomar acción ya mismo. En el mundo es la fuerza que mueve todo.

- Imagínate a un árbol creciendo sin motivación, ¿Crecería mucho? definitivamente que no, moriría en el camino.

- Imagínate a un león cazando sin motivación, ¿crees que cazaría algo? Pues no.

- Imagínate a Albert Einstein, trabajando sin motivación, ¿crees que hubiera logrado el reconocimiento que logró? Claro que no.

- Imagínate a un polluelo dentro del huevo, queriendo salir sin motivación, ¿crees que podrá romper el cascarón y salir de ahí? Obviamente que no

- Te imaginas a una flor, aún dentro del capullo, queriendo salir sin motivación, ¿crees que lograría salir de él? Definitivamente que no.

Lo mismo ocurre con nosotros, sin motivación, no lograrás nada. Puedes tener la mejor estrategia para dominar el TOC, pero si no estás motivado para hacerlo, no lo conseguirás, e inútiles serán todas las cosas que pruebes.

¿Cuál es el objetivo de esta técnica?

El objetivo de esta técnica es poder colocarte en un estado de motivación poderoso, para que puedas realizar alguna tarea o emprender algún proyecto.

¿Qué necesitas para aplicar esta técnica?

- Un lugar tranquilo en el que te sientas cómodo, libre de ruidos e interrupciones que te impidan concentrarte.

- Necesitarás 20 minutos de tu tiempo para esta técnica. Este tiempo es variable, porque puedes practicarlo las veces que sean necesarias.

- Si deseas puedes estar solo o acompañado por alguien de tu confianza que te ayude en esta técnica PNL.

LOS PASOS A SEGUIR

Paso N° 1

En este paso, tienes que pensar en algún suceso de tu vida, algún hecho o recuerdo donde te sentiste totalmente motivado. Cuando hayas ubicado ese hecho o recuerdo, genera una imagen mental completa, piensa en ese hecho, pon atención en los detalles por un tiempo y responde las siguientes preguntas:

Los aspectos visuales:

- ¿En qué lugar estás, en la imagen? ¿En tu casa, en el colegio, en la universidad, en algún paisaje especial?

- ¿La imagen que ves está a blanco y negro o a color?

- ¿La imagen es grande o pequeña?

- ¿La imagen está nítida o borrosa, brillante o apagada, opaca, o luminosa?

- ¿Qué edad tienes en esa imagen?

- ¿Estás solo o acompañado?

- ¿La imagen esta cercana o está alejada? ¿La ves lejos o cerca de ti, como si la tuvieras en frente?

Los aspectos auditivos:

- ¿Qué escuchas al ver esa imagen? ¿Algún sonido en la escena? ¿Alguna melodía o canción?

- ¿Escuchas tu propia voz o la de otra persona? ¿Es un diálogo o un monólogo?

- ¿Los sonidos son fuertes o débiles? ¿Los sonidos tienen gran fidelidad o están distorsionados?

- ¿Los sonidos fluyen en forma lenta o rápida? ¿Hay una voz aguda o grave?

- ¿Hay muchos más sonidos en la escena? Identifícalos, ¿de dónde vienen? ¿de quiénes provienen?

Los aspectos kinestésicos:

- ¿Cómo te sientes al ver esta imagen? ¿Feliz o triste?

- ¿Te sientes parte de la escena en la imagen o te sientes espectador de ella?

- ¿Es una imagen serena o violenta?

- ¿Está cargada de emociones?

- ¿En esa escena, sientes frío o calor? ¿Cómo está el clima? ¿Te sientes cómodo? ¿Qué temperatura percibes?

- ¿Al ver esa imagen, sientes alguna reacción en tu cuerpo? ¿Al contemplarla, alguna parte de tu cuerpo se altera, se mueve o se estremece? Si es así, ¿en qué lugar o en qué punto de tu cuerpo se localiza?

- ¿Recuerdas algún sabor en tu boca? ¿Dulce o ácido? ¿Es agradable o desagradable?

El responder estas preguntas puede tomarte un tiempo considerable, empieza con las preguntas con las que te sientas más cómodo en responder; pero es importante que respondas todas.

Tienes que ser detallista, vive esa imagen, siente esa situación y descríbela.

Nota: Si no tienes un recuerdo en tu vida donde te hayas sentido fuertemente motivado, tendrás que imaginar o inventarte una escena, a la cual le añadirás detalles tanto visuales, auditivos y kinestésicos para complementarla. Para ayudarte en la creación de esta imagen, inventa una situación donde te gustaría sentirte motivado y crea la imagen en ese momento, como si en verdad lo estuvieras viviendo. Cuando tengas ya identificada esa imagen creada, responde las preguntas descritas con anterioridad (aspectos visuales, aspectos auditivos y aspectos kinestésicos)

Paso N° 2

Cuando la imagen donde nos hayamos sentido muy motivados haya sido experimentada, visualizada, oída y sentida (tres canales comunicativos), imagina una situación actual, algún reto presente o futuro donde te gustaría sentirte fuertemente motivado, pero que en este momento no te motiva tanto.

Hasta ahora tenemos dos imágenes, la primera es la imagen de nuestro recuerdo donde estuvimos fuertemente motivados, si no obtenemos esa imagen de nuestros recuerdos, lo haremos inventando una.

La segunda imagen es una imagen actual donde nos gustaría estar motivados, pero en la cual no lo estamos.

Trabajaremos con la segunda imagen por ahora.

Responde las siguientes preguntas en esta segunda imagen (donde no te sientes motivado). En nuestro caso sobre el TOC: esta imagen puede ser una donde te enfrentes contra alguna obsesión pero no te sientas tan motivado de superarla o dominarla. Imagina esta situación y responde:

Los aspectos visuales de esta nueva imagen:

- ¿En qué lugar estás, en la imagen? ¿En tu casa, en el colegio, en la universidad, en algún paisaje especial?

- ¿La imagen que ves está a blanco y negro o a color?

- ¿La imagen es grande o pequeña?

- ¿La imagen esta nítida o borrosa, brillante o apagada, opaca, o luminosa?

- ¿Qué edad tienes en esa imagen?

- ¿Estás solo o acompañado?

- ¿La imagen esta cercana o está alejada? ¿La ves lejos o cerca de ti, como si la tuvieras en frente?

Los aspectos auditivos:

- ¿Qué escuchas al ver esa imagen? ¿Algún sonido en la escena? ¿Alguna melodía o canción?

- ¿Escuchas tu propia voz o la de otra persona? ¿Es un diálogo o un monólogo?

- ¿Los sonidos son fuertes o débiles? ¿Los sonidos tienen gran fidelidad o están distorsionados?

- ¿Los sonidos fluyen en forma lenta o rápida? ¿Hay una voz aguda o grave?

- ¿Hay muchos más sonidos en la escena? Identifícalos, ¿de dónde vienen? ¿de quiénes provienen?

Los aspectos kinestésicos:

- ¿Cómo te sientes al ver esta imagen? ¿Feliz o triste?

- ¿Te sientes parte de la escena en la imagen o te sientes espectador de ella?

–   ¿Es una imagen serena o violenta?

–   ¿Está cargada de emociones?

–   ¿En esa escena, sientes frío o calor? ¿Cómo está el clima? ¿Te sientes cómodo? ¿Qué temperatura percibes?

–   ¿Al ver esa imagen, sientes alguna reacción en tu cuerpo? ¿Al contemplarla alguna parte de tu cuerpo, se altera, se mueve o se estremece? Si es así, ¿En qué lugar o en qué punto de tu cuerpo se localiza?

–   ¿Recuerdas algún sabor en tu boca? ¿Dulce o ácido? ¿Es agradable o desagradable?

Entonces, cuando las dos imágenes estén identificadas y descritas, tanto la imagen donde te sientes muy motivado, como la imagen donde no te sientes motivado, hemos terminado con este paso y procederemos con el siguiente.

Paso N° 3

–   Imagina a las dos imágenes en un pantalla muy grande, partida por la mitad, en el lado izquierdo está la imagen donde estas desmotivado y en el lado derecho, la imagen donde estás motivado.

–   Como ya tienes las dos imágenes identificadas y descritas desde los tres aspectos comunicativos (visual, auditivo y kinestésico). Ahora procede a hacer una comparación entre ambas imágenes, tanto en sus aspectos visuales, auditivos y kinestésicos. Al final de este procedimiento tendrás una lista de diferencias entre ambas imágenes, en las que te sientes motivado y en la que no.

Paso N° 4

A la imagen de la experiencia donde te sientes motivado la llamaremos "M", de motivado, y la imagen de la experiencia donde no te sientes motivado la llamaremos "D", de desmotivado, pero en la cual te gustaría estar motivado.

M: Motivado

D: Desmotivado

Sigue examinando las diferencias entre ambas imágenes y cuando ya las tengas descritas resalta las diferencias más particulares en los tres canales comunicativos. Por ejemplo:

Canal visual:

- La imagen "M" podría estar a colores, en cambio la imagen "D" podría estar en blanco y negro.

- La imagen "M" podría estar nítida, a diferencia de la imagen "D" que podría estar borrosa.

Canal auditivo:

- La imagen "M" podría tener de fondo una melodía que te gusta y es agradable, a comparación de la imagen "D" que podría tener una melodía estridente y desagradable.

- En la imagen "M" tú podrías estar emitiendo un sonido melodioso, mientras que en la imagen "D" podrías estar emitiendo un sonido ruidoso que expresa miedo.

Canal kinestésico:

- La imagen "M" podría transmitirte una sensación agradable y de calidad; mientras que la imagen "D", una sensación fría y desagradable.

- La imagen "M" podría hacerte sentir un sabor dulce y agradable en los labios, a diferencia de la imagen "D" que podría hacerte sentir un sabor ácido y desagradable en los labios.

Para describir estas dos imágenes, tienes que observarlas bien e investigarlas con curiosidad para hacer la lista de por lo menos cinco características en cada modalidad (visual, auditiva y kinestésica)

Paso N° 5

Cuando ya tengas las listas de por lo menos cinco diferencias marcadas entre ambas imágenes "M" y "D", procederemos a igualar ambas imágenes, es decir, le pasaremos las modalidades (visuales, auditivas y kinestésicas) de la imagen "M" (motivante) a la imagen "D" (Desmotivante).

Por ejemplo:

Si la imagen "M" estaba a color, pondremos la imagen "D" también a color, igualares las características visuales, auditivas y kinestésicas entre ambas imágenes.

Tienes que visualizar estas imágenes para poderlas igualar. Recuerda que la imagen "M" es aquella donde te sentiste muy motivado, esta imagen puede pertenecer a tus recuerdos pasados o, si no, la puedes elaborar. La imagen "D" es aquello que tienes que hacer, en la cual no te sientes muy motivado, pero que te gustaría sentirte con mucha motivación. En nuestro caso, esta imagen "D" es la imagen tuya, enfrentándote hacia alguna obsesión en particular, para la cual no te sientes tan motivado de hacerlo.

Imagen "M"

Imagen "D"

Paso N° 6

Después de que hayas igualado ambas imágenes, procederemos a comprobar si la práctica ha funcionado.

Entonces, responde lo siguiente:

- ¿Qué te parece ahora la imagen "D"? La que antes no te motivaba.

- ¿Cómo te sientes ahora con respecto a esta imagen "D" que ahora tiene las mismas características que la imagen "M"?

- ¿Te sientes motivado al ver la imagen "D"?

Recuerda que estas imágenes "M" y "D", las que ahora están con representaciones internas similares crearán estados o sensaciones similares y que tales estados desencadenan acciones similares.

Por esa razón, es importante saber ¿qué es lo que te hace sentir motivado o motivada? Cuando lo encuentres, podrás aplicar esa característica particular a todas las acciones que emprendas y siempre te sentirás motivado o motivada para hacerlo.

Esta práctica la puedes aplicar a cualquier acción donde necesites sentirte motivado/a, lo importante es identificar o crear la imagen "M" para que las puedas copiar las características de esta en las demás imágenes "D".

Las imágenes "D" pueden ser cualquier reto que te propongas. En nuestro caso, cualquier momento donde necesites motivación para enfrentar y dominar el TOC.

Las obsesiones tan solo son retos, dominarlos solo depende de ti, eres tú quien las coloca en tu mente y también quien puede sacarlas.

Toma acción ya mismo y practica este buenísimo método de PNL las veces que sean necesarias.

PASO Nº 5

ENFRÉNTATE

El TOC se caracteriza por dos cosas:

- Presencia de pensamientos obsesivos, intrusivos, difíciles de quitar.

- Impulso a desarrollar conductas repetitivas y ritualistas, estas conductas tratan de parecer racionales, pero no lo son.

¿Qué pasa cuando viene a tu mente la obsesión?

Existen tres opciones:

- Huida: Cedes en primera instancia a la ansiedad que te produce la obsesión y realizas el ritual que es capaz de aliviarlo momentáneamente.

- Pelea: Luchas contra la ansiedad que te produce la obsesión, pero al final terminas vencido y terminas realizando el ritual.

- Asertividad: Consiste en someter a la obsesión a un proceso de racionalización.

Recuerda que para dominar el TOC, tienes que tener la información adecuada y las herramientas necesarias, este libro te da las herramientas necesarias, para que puedas hacerlo.

Por lo tanto:

- ¿Qué hábitos tienes con respecto a los rituales?

- ¿Qué es lo primero que haces cuando viene la obsesión y con ella la ansiedad?

Si aún no has dominado el TOC es porque de seguro cedes ante el ritual y lo haces porque esa es la programación mental que tienes en la actualidad.

Hasta ahora te han dicho que el TOC no se domina ni se cura y que es una enfermedad, y tu mente lo ha creído y ha hecho sus propias relaciones, ha creado sus propios programas mentales y el más importante es el que te dice que la única forma de aliviar la ansiedad es ceder ante el ritual.

El dominar la ansiedad es un punto clave en el dominio del TOC, cuando te enfrentas ante la obsesión y no cedes ante el ritual, la ansiedad que te produce es muy alta, pero si eres paciente y no cedes ante la ansiedad, te darás cuenta que poco a poco irá bajando, y lo que antes te parecía algo de vida o muerte y te desesperaba, ahora es casi una tontería. Ese es el mecanismo de acción de la ansiedad, si siempre cedes ante ella, será más difícil superarla después.

La ansiedad es un conjunto de respuestas emocionales, cognitivas y físicas ante una realidad que reconocemos como amenaza; en otras palabras, es la alteración de tu cuerpo frente a una amenaza o supuesta amenaza.

La ansiedad está en nuestra naturaleza, porque es un mecanismo de supervivencia, encargado de preservar nuestra integridad frente a una amenaza. En la actualidad se calcula que un 25.6 % de la población mundial sufre de ansiedad.

1. SÍNTOMAS DE LA ANSIEDAD:

a. Síntomas Físicos:

- Pulso acelerado y arritmia cardiaca.

- Elevación de la tensión arterial.

- Palpitaciones y dolor en el pecho.

- Sensación de ahogo o de falta de aire.

- Ritmo respiratorio acelerado y superficial (hiperventilación).

- Desmayos, mareos, náuseas y vómitos.

- Sensación de atragantamiento o dificultad para tragar.

- Diarreas crónicas, dolores abdominales y cólicos intestinales. La ansiedad prolongada puede producir problemas como colitis (inflamación del colon) y gastritis (inflamación del estómago).

- Acidosis estomacal y pesadez abdominal.

- Flatulencia o gases.

- Pérdida de peso.

- Obesidad.

- Estreñimiento crónico.

- Problemas musculares: dolor, temblores, espasmos, rigidez y calambres.

- Hormigueo en el cuerpo.

- Hipersensibilidad a los ruidos, olores o luces intensas.

- Insomnio, sueño interrumpido, sueño insatisfactorio o no reparador, sensación de fatiga al despertar, pesadillas y terrores nocturnos.

- Cefaleas tensionales, especialmente en la nuca.

- Tensión en el cuello, hombros y espalda.

- Tics.

- Rechinar de dientes.

- Zumbido de oídos.

- Visión borrosa.

- Oleadas de frío o calor.

- Sensación de debilidad.

- Parestesias (picazón, hormigueos).

b. **Síntomas psicológicos, intelectuales y cognitivas**

- Fatiga y agotamiento: fatigabilidad.

- Sensación de tensión e inquietud.

- Llanto fácil y depresión.

- Imposibilidad de relajarse.

- Impaciencia.

- Suspiros, respiración rápida, palidez facial, deglución de saliva, eructos.

- Tartamudez.

- Disminución o aumento del apetito.

- Dificultad o falta de atención-concentración.

- Problemas de memoria.

- Pensamiento acelerado o al contrario, aletargado.

- Sequedad de mucosas, especialmente de boca y lagrimales.

- Sudoración y salivación excesiva.

- Erectismo piloso (piel de gallina).

- Micciones frecuentes, micción urgente; dolor al orinar.

- Amenorrea (la amenorrea es la ausencia de la menstruación) y menorragia (períodos menstruales en la que la hemorragia es anormalmente intensa o prolongada)

- Disminución del deseo sexual o anorgasmia (pérdida de la libido).

- Eyaculación precoz e impotencia o disfunción eréctil en el hombre.

- Pensamientos, ideas e imágenes negativas. Los miedos que pueden llegar a ser muy intensos, llegando al terror o pánico.

- Temor anticipatorio (ansiedad anticipatoria): se espera que suceda lo peor.

- Sensación de inseguridad.

- Irritabilidad, aprensión y preocupación.

- Sentimientos de minusvalía o inferioridad.

- Incapacidad de afrontar diferentes situaciones.

- Sentirse amenazado, como anticipando eventuales peligros.

- Paranoia.

- Indecisión.

- Apatía, pérdida de interés, anhedonia (incapacidad para disfrutar de las cosas)

- Humor variable a lo largo del día, ciclotimia.

- Pérdida de la objetividad y de la capacidad para pensar con lucidez.

- Humor y síntomas depresivos.

Existen muchas formas de controlar la ansiedad, la mejor forma de hacerlo es la distracción. La ansiedad provoca sensaciones y aunque estas son muy desagradables, no te matarán y no morirás por culpa de ella, así que despreocúpate. Hasta ahora nadie ha muerto por eso.

Imagínate cuando tenías un problema, al principio te parecía que era inmensamente grave y malo pero cuando lograste solucionarlo ¿cómo lo percibías?, ¿te parecía igual de grande que antes de solucionarlo o te causaba risa haber estado tan preocupado por algo así? Efectivamente, al principio lo problemas nos parecen inmensos y eso ocurre porque no tenemos una visión clara de la solución, por eso, el problema nos parece enorme. Pero cuando logras solucionarlo, todo cambia, porque encontraste la solución al problema. Lo mismo ocurre con la ansiedad, al principio y mientras estés inmerso en ella, no encuentras una solución aparente; pero cuando lo hagas el panorama cambia.

En el TOC existe la presencia de ansiedad, porque:

- Se presenta una visión borrosa y catastrófica del futuro.

- Falta de una solución aparente y establecida a los problemas que nos preocupan, es decir, no encontramos la solución a nuestros problemas.

Esas son las razones del porqué existe la ansiedad en el TOC.

La ansiedad juega un papel importante en el TOC, porque las obsesiones giran en torno a ella. Si un pensamiento obsesivo no te produciría ansiedad, dejaría de ser obsesivo.

Recuerda lo siguiente: Si eliminas la ansiedad ya no hay obsesión, por esa razón, es importante dominar la ansiedad.

2. ¿CÓMO DOMINAR LA ANSIEDAD EN EL TOC?

Cuando venga la ansiedad hay cuatro pasos para dominarla: la calma, la razón, la distracción y la reestructuración.

- La calma: Es para no ceder al ritual.

- La razón: Es para entender la causa de la ansiedad, saber de dónde proviene y qué la dispara.

- La distracción: Es para evitar que la obsesión se posicione en nuestra mente, porque en una mente ocupada no hay tiempo para obsesiones.

- Reestructuración: La ansiedad se ubica en el lugar que le corresponde.

Por ejemplo:

✓ A Ramiro le causa mucha ansiedad que a su mente vengan ideas de agresión contra su madre. En una ocasión mientras estaba ayudando en la cocina a su mamá, le vino una idea obsesiva mientras estaba cortando los tomates, pensó que podría usar ese cuchillo para cortarle el cuello a su mamá; aquel pensamiento le causó tanta ansiedad que todo su cuerpo se alteró, ¿cómo era posible que pudiera pensar eso? Yo jamás podría hacer algo así, pero ¿por qué lo he pensado?, ¿acaso soy un homicida?, ¿acaso no quiero a mi mamá?, ¿en qué me estoy convirtiendo?, ¿qué me está pasando?, ¿qué pensaría mi mamá si se enterara?, ¿qué pensarían mis amigos de mí? Soy una aberración. Estas interrogantes giraban por la cabeza de

Ramiro, mientras sentía perder el control.

El pensamiento obsesivo se presentó. ¿Qué hacer ahora?

- **Primero (Calma):** Ramiro tiene que calmarse, porque si esta alterado no podrá hacer un discernimiento correcto de la realidad. Qué tenemos que hacer en este primer paso:

  - ✓ Realiza prácticas, ejercicios de respiración, primero inhala fuertemente, llena de aire sus pulmones; luego expulsa el aire vaciando por completo tus pulmones para luego volver a inhalar. Este proceso lo puedes practicar hasta que la angustia haya disminuido.

  - ✓ Rompe la línea de tus pensamientos obsesivos, deja de cuestionarte con esas preguntas que aparecen después de la obsesión (¿por qué pensé eso?).

  - ✓ Rompe el patrón de tu comportamiento en tu cuerpo. Muchas personas, cuando están ansiosas, presentan un comportamiento característico, por ejemplo, se frotan constantemente las manos, muestran hiperactividad, hacen movimientos con la boca, cejas, ceño, etc. Deja de hacer esos movimientos corporales.

  - ✓ Practica la visualización. Cierra los ojos y visualiza un paisaje, el que más te guste, aquel lugar donde te gustaría ir de vacaciones; imagina que estás en ese lugar soñado, siente la tranquilidad y quietud, visualiza los detalles visuales, auditivos y kinestésicos de tu lugar soñado.

Entonces, este primer paso (calma) lo resumimos en:

✓ Respiración (mínimo cinco veces a más).

✓ Romper la línea de tus pensamientos obsesivos. Deja de cuestionarte por haber pensado eso.

✓ Rompe el patrón de conducta corporal ante la ansiedad. Deja de realizar los movimientos comunes en ti respecto a la ansiedad.

✓ Practica la visualización de aquel lugar o paisaje soñado donde te gustaría estar.

• **Segundo (Razón):** Aquí analizamos la ansiedad, para hacer este paso, recuerda que tienes que estar calmado.

Responde las siguientes preguntas:

✓ ¿Qué hace que aparezca la ansiedad?

✓ ¿Qué la activó o qué la desencadeno?

✓ ¿Por qué te sientes ansioso?

✓ ¿Te molestan tanto esos pensamientos? y ¿por qué te molestan?

✓ ¿Qué tan desagradables son los pensamientos que te

producen esa obsesión?

✓ ¿Es lógica la ansiedad que te producen?

✓ ¿Son lógicos esos pensamientos? ¿Te parecen lógicos?

✓ ¿Cometerías o realizarías lo que dicen esos pensamientos obsesivos? ¿Crees que podrían pasar en el mundo real? En el caso de Ramiro, matar a su mamá.

Cuando hayas respondido a todas las interrogantes anteriores; llegarás a una conclusión; tienes que dar una conclusión final basada en todas las preguntas anteriores ya respondidas. Esta conclusión es una afirmación absoluta, es un decreto. Por ejemplo:

✓ En el caso de Ramiro: según el razonamiento hecho, yo amo a mi mamá, y jamás podría lastimarla. El hecho de que estos pensamientos aparezcan en mi mente es porque son el producto del TOC (Trastorno Obsesivo compulsivo), no soy yo quien quiere pensar en ello, sino que esos pensamientos son el problema del TOC, por ejemplo, cuando tienes gripe, es irremediable que haya flujo nasal, escalofríos, fiebre etc., lo mismo ocurre con el TOC, esos pensamientos son sus síntomas y al igual que en la gripe, no puedes evitar que aparezcan.

Luego que el razonamiento ha sido realizado y el decreto o conclusión han sido dados, tienes que prometer no volver a pensar en ello. Aparte, seria insulso hacerlo porque ya pensaste en ese "pensamiento obsesivo" y siempre tienes que seguir hacia adelante, nunca hacia atrás, por esa razón, no volverás a pensar en eso. En caso de que los pensamientos vuelvan, menciona tu decreto, tu conclusión, por ejemplo:

> ✓ En el caso de Ramiro, cuando vuelva a aparecer el pensamiento homicida para con su mamá, evitará pensar en él, mencionando solamente su conclusión final, su decreto: "Yo amo a mi mama, y jamás podría lastimarla. El hecho de que estos pensamientos aparezcan en mi mente es porque son el producto del TOC (Trastorno Obsesivo compulsivo), no soy yo quien quiere pensar en ello, sino que esos pensamientos son el problema del TOC"

- **Tercero (Distracción):** Cuando ya estés calmado, hayas hecho el razonamiento apropiado en base a la obsesión, y tengas ya listo un decreto final, procederemos a la distracción.

Los pensamientos obsesivos van a tratar de aparecer de nuevo, porque esa es su naturaleza, aquellos pensamientos se han obsesionado con nosotros y no nos dejarán sin dar pelea. El ignorarlos no es suficiente, porque harán la lucha para que vuelvas a pensar en ellos.

La distracción es una buena herramienta para disuadir a los pensamientos obsesivos, pero tienes que hacerla en algo que te guste, en alguna actividad que te sea placentera. Al principio los pensamientos te atacarán con mucha fuerza, pero si no les prestas atención se irán debilitando, hasta desaparecer.

Si tú cedes a los pensamientos obsesivos, estos se hacen más fuertes; pero mientras más los ignores, se vuelven más débiles. Es importantísimo que antes de ignorarlos hagas el proceso de racionalización y obtengas una conclusión final.

La distracción es importante, porque de ella depende el que vuelvas o no a caer de nuevo en la obsesión.

- **Cuarto (Restructura):** Con todo este procedimiento, estamos creando varios programas mentales:

  ✓ El primero: nosotros dominamos la ansiedad y no al revés.

  ✓ El segundo: la ansiedad siempre se puede dominar.

  ✓ El tercero: ese pensamiento específico, en el caso de Ramiro, "matar a su mamá" es ilógico.

  ✓ El cuarto: implantaremos una nueva forma para dominar la ansiedad. Un mecanismo que aplicaremos a futuro en las obsesiones venideras.

  ✓ El quinto: para obtener paz no es necesario realizar un ritual, sino que basta con calmarnos, racionalizar, distraernos y reestructurar.

  ✓ El sexto: el TOC, por sus características obsesivas, es quien hace que surjan estos pensamientos, no porque tú desees hacerlo.

  Eso son algunos de los programas mentales que se crearían cuando aprendemos a dominar la ansiedad.

Con este proceso, la ansiedad que produce este tipo de pensamientos considerados ilógicos estaría en su lugar correspondiente. No es lo mismo la ansiedad que te produciría estar frente a un acantilado, que la ansiedad que produce tener un pensamiento obsesivo. Así que la ubicamos en su respectivo lugar, la ansiedad acorde al tipo de peligro, porque en el TOC, el peligro de estar al frente de un acantilado y tener un pensamiento obsesivo, es lo mismo. Hay una sobrevaloración del peligro por un ente no dañino.

Con la reestructuración de la ansiedad colocamos en el nivel que le corresponde a la ansiedad de verse abatido por un pensamiento obsesivo.

3. LA ANSIEDAD EN EL TOC

La ansiedad existe en el TOC porque el cerebro detecta algo peligroso y se coloca en estado de alerta. En el obsesivo compulsivo este estado de alerta se dispara con cosas que en definitiva no pueden dañarte, y ocurre porque su ansiedad tiene una programación mental errónea.

La ansiedad solo es una sensación de supervivencia y es innata a los seres humanos por esa razón nacemos con ella. "Eres tú quien provoca esa ansiedad, y eres tú quien puede pararla".

Recopilando:

En los obsesivos compulsivos la ansiedad se dispara por cosas insignificantes, cosas que no pueden dañarte, lo que tenemos que hacer en ese momento para controlar la ansiedad es:

- Primero: Calmarnos.

- Segundo: Encontrar el causante de esa ansiedad y someterlo a un proceso de racionalización.

- Tercero: Para ignorar y no ceder a la ansiedad, tienes que distraerte, de preferencia en la actividad que más te guste.

- Cuarto: En este último paso, tu nivel de ansiedad se reestructura. Por ejemplo:

Imaginemos una escala de ansiedad, la cual va del número 1 al número 10

El número 1: Significa ausencia de ansiedad.

El número 5: Significa ansiedad media.

El número 10: Significa alta ansiedad.

- ¿Cuál es el grado de ansiedad que produciría el estar frente a una persona que te está apuntando con un revolver?

Pongamos que es un grado número 9 en nuestra escala.

- ¿Cuál es el grado de ansiedad que te produciría no asearte compulsivamente las manos o no realizar ningún otro ritual que no puedas dominar hasta ahora?

Seguramente el grado de ansiedad podría ser un numero 9.

En estos dos casos, te das cuenta que los niveles de ansiedad en el obsesivo compulsivo son muy altos y desproporcionados, y eso ha ocurrido porque hasta ahora solo hemos cedido a la obsesión sin antes realizar los cuatro pasos para dominar la ansiedad.

Cuando colocamos el grado de ansiedad adecuado a las obsesiones en el trastorno obsesivo compulsivo, a ese proceso le llamamos reestructuración del grado de la ansiedad.

En el ejemplo anterior (frente al revolver y el aseo) ¿te has percatado que el grado de ansiedad que percibe el obsesivo compulsivo es el mismo pero que el peligro que la desencadena no lo es?; hay una desproporción en los niveles de ansiedad.

Una persona ansiosa tiene un "comportamiento ansioso" y rumiante, es decir, que piensa y piensa y vuelve a pensar en el peligro al cual se enfrenta, por esa razón, la distracción es la clave para aliviar la ansiedad.

La ansiedad solo es un conjunto de sensaciones, solo es eso. Entonces, cuando sientas ansiedad, ríete de ella, rompe su patrón rumiante y la vencerás para siempre.

4. LOS MIEDOS EN LOS OBSESIVOS COMPULSIVOS

El miedo es una sensación innata en los seres humanos, forma parte evolutiva en la vida del ser humano, porque nos indica la presencia de peligro, pero ¿qué ocurre cuando nuestra mente detecta un peligro que no existe? Eso es lo que ocurre en el TOC, hay una falsa percepción de los peligros.

Todos los seres humanos tenemos miedo y es natural. El problema reside en tener miedos irracionales porque el miedo te paraliza y te impide seguir adelante, es una barrera que trunca tu vida y te llena de desconfianza, inseguridad y baja autoestima.

Los miedos son adquiridos a lo largo de nuestra vida, tienen un origen, existe una causa, un hecho en tu vida que los sustenta y argumenta, quizás lo recuerdas o tal vez no.

Hemos hablado de la ansiedad y los grados desproporcionados de esta en el TOC. Pero ¿qué desencadena esa ansiedad? Exacto, el miedo es el causante de la ansiedad producida.

Miedos racionales contra Miedos irracionales.

Las obsesiones aparecen por el miedo, recuerda nuestro primer cuadro:

Miedo – Obsesión – Ansiedad – Compulsiones o rituales – Seguridad momentánea.

El miedo es el primer escalón de todo este ciclo del TOC. Es lo que causa las obsesiones.

Vamos a estudiar un poco los miedos en el TOC:

- Para encontrar el origen de nuestros miedos tendremos que hacer lo siguiente:

  • Identifica el miedo, escríbelo.

  • Busca antecedentes: recuerda hechos en tu vida que puedan sustentar ese miedo. Pregunta a tus padres de algunos hechos que te hayan sucedido en la niñez.

Cuando tengas ubicado el origen de tu miedo procederás a hacer lo siguiente:

  • Someter a un proceso de racionalización el miedo, usando los argumentos de su origen.

  • Buscar opciones certeras para vencer ese miedo.

  • Enfrentar el miedo.

Identifica el miedo – Busca antecedentes – Racionalización – Busca opciones – Enfrenta e miedo.

Por ejemplo:

- Matías tiene 20 años de edad, él tiene mucho miedo a meterse al agua, nunca aprendió a nadar porque su fobia a esta era tanta que entraba en pánico cada vez que se encontraba cerca de ella.

  - ***Identifica el miedo:*** ¿Cuál es el miedo?

    Fobia al agua (hidrofobia)

  - ***Busca antecedentes:*** ¿Cuál es su origen?

    Matías no recordaba el sustento de su miedo, pero tras indagar en su pasado y con sus padres, estos le contaron que cuando tenía cinco años casi muere ahogado, en una ocasión, cuando cayó a la piscina. Matías no recordaba este hecho, pero tras conocerlo, vio las cosas con mayor claridad.

  - ***Racionalización:*** ¿Cómo se hace el proceso de racionalización?

    Matías analiza el miedo junto a su origen (el accidente que sufrió a los cinco años). Él determina que ese hecho pasó porque:

    Tenía cinco años y no tenía claro lo que hacía.

No sabía nadar, evidentemente.

Solo fue un accidente que quedó en el pasado y no tiene por qué repercutir en su vida actual.

Por culpa de ese miedo irracional y pasado ha perdido momentos valiosos junto a sus padres y amigos por no querer estar cerca del agua.

• **Busca opciones:** ¿Cómo podrías superar ese miedo?

Después de analizar el miedo con su origen, Matías busca opciones que lo ayuden a vencer ese miedo, para ello contrata a un profesor de natación y aprende a nadar.

• **Enfréntate al Miedo:**

Cuando tienes las opciones para superar el miedo, ya te encuentras preparado para vencerlo.

En el caso de Matías, el tomar las clases de natación para aprender a nadar, lo obliga a enfrentar el miedo, y listo, miedo superado.

Cuando buscas opciones para vencer tu miedo, lo que haces es subir tu autoestima. Cuando estas lleno de miedos no puedes avanzar porque te paralizas. Reconoce tu miedo pero no permitas nunca que eso te detenga, que el miedo no ocupe un lugar importante en tu vida.

5. ¿CÓMO SE ENFRENTAN LOS MIEDOS EN UN OBSESIVO COMPULSIVO?

Por ejemplo:

- Juan es obsesivo compulsivo con la limpieza. Él se baña unas cuatro veces al día y se lava las manos unas setenta veces. Juan no entiende por qué le atemoriza tanto la contaminación. Para lograr vencer ese temor sigue el siguiente procedimiento:

a) *Identifica el miedo:*

Miedo a la contaminación, obsesión por la limpieza. Una obsesión tiene como origen siempre un miedo.

b) *Busca antecedentes:*

¿Cuál es su origen?

Juan desconoce por completo el origen, sin embargo, tras examinar, indagar y preguntar, se enteró que cuando su hermanita tenía seis años, se había enfermado y estaba muy grave, tanto que fue internada en el hospital. Juan acompañaba a su madre a visitar a su pequeña hermana. En esa época, Juan tenía ocho años de edad. Cuando el médico le informaba a su madre acerca del avance de su hija, mencionó que la niña no tenía que estar expuesta a la contaminación, que tenía que estar correctamente aseada, desinfectar las frutas antes de ingerirlas, etc.

Juan no entendía muy bien lo que decía el médico y mentalmente hizo la siguiente relación:

"ENFERMEDAD (que su pequeña y querida hermana esté lejos de él) – CAUSA (contaminación y falta de aseo)."

Tal miedo fue nutriéndose con otros hechos, con el pasar del tiempo, con la publicidad en la televisión, con algunos casos oídos en la vida real, etc.

c) Racionalización:

Entonces, Juan ha encontrado una supuesta causa a su miedo, pero luego:

¿Cómo se hace el proceso de racionalización, en este caso?

- Juan examina al detalle el miedo a la contaminación, busca información en libros médicos y en internet sobre la forma correcta de aseo de una persona.

- Si bien el asearse impide que nos enfermemos, cuando este acto se lleva al exceso provocamos otras enfermedades. Por ejemplo, la limpieza excesiva causa piel reseca, la defensas de esta se debilitan, y también aparecen roturas dérmicas a causa de la resequedad excesiva.

- Juan determina que si sigue con esa conducta obsesiva, se enfermará de verdad.

d) Busca opciones:

El miedo de Juan es morir, que alguien muera o dañar a otra persona, si es que su proceso de limpieza no es adecuado.

¿Qué opciones le ayudan a superar este miedo?

Por ejemplo:

- Juan podría pedir asesoría a un médico acerca de la forma correcta de aseo.

- Comprar un jaboncillo adecuado, que le de la seguridad de que después de una sola limpieza quede todo limpio.

e) Enfréntate al miedo

¿Cómo te gustaría que sea tu aseo?

Juan se baña cuatro veces al día, y se lava las manos a lo largo del día, un total de setenta veces. Él quisiera bañarse solamente una sola vez al día, y en el aseo de las manos, quisiera hacerlo únicamente cuando en verdad sus manos estén sucias, antes de comer o después de salir del baño, y que este lavado solo sea dos veces por ocasión; es decir, que cada vez que entre para asearse, se dé dos enjabonadas y dos enjuagadas, nada más.

Juan reducirá el número de veces que se baña y el aseo de las manos, el cambiar este ritual, le causará ansiedad; pero tiene que enfrentarse al miedo de sentirse contaminado. Recuerda que la ansiedad al inicio es muy fuerte pero con el tiempo irá disminuyendo. La única forma de vencer a la obsesión es controlar la ansiedad, y esta se produce porque hay un miedo de por medio que la nutre.

Miedo – Obsesión – Ansiedad

Juan se siente confiado para el último paso: enfrentar el miedo; nos referimos indudablemente a exponerse a la contaminación. Este proceso lo podemos aplicar a cualquier miedo que genere una obsesión.

Un miedo sustenta a una obsesión, el obsesivo compulsivo, tiene múltiples obsesiones, cada una de ellas tiene un miedo en particular; por eso, empieza a enfrentar tus miedos de forma correcta, solo así vencerás al TOC. Aplica este método y te aseguro que vencerás cualquier miedo que te propongas. Recuerda la lista que realizaste, donde caracterizabas tus miedos y las obsesiones que producen. Prueba con cada una de ellas.

6. CREENCIAS QUE TE IMPIDEN DOMINAR EL TOC

— Crees que el TOC es una enfermedad y que es incurable.

— Crees que la vida durará para siempre, por eso, no vives cada momento de tu vida como si fuera el último.

— Esperas que las cosas se solucionen de forma mágica.

— Crees que tu felicidad está en que el TOC desaparezca de tu vida. Solo cuando suceda eso, crees que serás feliz.

— Crees que eres el culpable de todo lo que pasa en el mundo. Te culpas de todo, por lo que crees que tu felicidad depende de los demás.

— Crees que un ritual es la única forma de eliminar la ansiedad que te produce la obsesión.

– Estás atado a los malos recuerdos y la ira que te producen.

– Tu autoestima está en un nivel muy bajo.

– Tienes miedos irracionales, lo cuales nunca has sometido a un proceso de racionalización.

– Crees que un ritual soluciona todo.

– Crees que la ansiedad no se puede soportar.

– Crees que tienes que ser perfecto, porque solo así la gente te amará.

– Crees que pensar es lo mismo que actuar.

– Crees que es mejor la opción segura y nunca tomar los retos.

– Buscas culpables mágicos a los sucesos que te ocurren. Asocias hechos incoherentes, porque crees que es la mejor forma de encontrar culpables, cuando el único culpable eres tú mismo.

7. LA PSIQUIATRÍA TRATA AL TOC CON LOS MISMOS MEDICAMENTOS DE LA DEPRESIÓN

Hay algo que siempre me causó curiosidad con respecto a la medicación psicofarmacéutica. Tratan todas las "patologías mentales" con los mismos fármacos.

La llamada ciencia psiquiátrica, tiene cuatro tipos de medicamentos: antipsicóticos, antidepresivos, ansiolíticos e hipnóticos.

– Los primeros (antipsicóticos) en teoría evitan que tengas alucinaciones.

– Los segundos (antidepresivos), supuestamente, evitan que te deprimas.

– Los terceros (ansiolíticos) eliminan la ansiedad.

– Los cuartos (hipnóticos) te hacen dormir.

Estos cuatro tipos de medicamentos son drogas, y como tales alteran tu organismo, no son naturales. Estos medicamentos solo reducen los síntomas, no los eliminan, no tratan las causas de las dolencias mentales.

Los antidepresivos mejoran el estado del ánimo, pero de igual forma, el alcohol lo hace, y temporalmente los problemas pueden desaparecer, pero ¿qué sucede cuando el efecto desaparece? Vuelves al estado inicial.

En el caso de la depresión y el TOC, ambos son tratados en la actualidad por la psiquiatría con antidepresivos. Es algo como que: Si estoy feliz no tengo obsesiones. Lo cual es completamente ilógico.

Las dolencias mentales se tratan de la misma forma en la que aparecieron, es decir, de forma mental. Las dolencias mentales no son biológicas. Todas tienen una causa, y esta es mental.

RETO N°5

1. Actualmente tienes una lista de tus obsesiones con sus respectivos rituales, que has hecho en el reto N° 3. En este nuevo reto usaremos esa lista de obsesiones y rituales:

Exposición imaginaria:

Escoge una de tus obsesiones, y practica el método "Exposición, prevención respuesta imaginaria". Esta exposición consiste en exponerse a lo temido y no hacer el respectivo ritual en forma imaginaria. Por ejemplo:

— Enrique es obsesivo compulsivo con la limpieza, no soporta que sus manos estén sucias y que toquen objetos aparentemente sucios. En su mente, Enrique se imaginará exponiéndose a algo que él considere muy sucio y contaminado.

¿Cuál hubiera sido la primera acción de Enrique al verse contaminado? Cierto, asearse de forma inmediata y siguiendo un proceso ritualista, pero en esta ocasión no lo hará, no realizará el ritual después de verse contaminado.

Para ello, Enrique se coloca en un lugar cómodo, cierra los ojos y en su mente se imagina expuesto a lo temido, en su caso, a la contaminación, tiene que imaginar que ha tocado algo muy sucio y considerado por él como algo muy desagradable. Esa imagen visualizada tiene que estar nutrida de componentes visuales, auditivos y kinestésicos. El escenario donde se desarrolle la exposición imaginaria tiene que ser lo más apegado a lo real, a lo cotidiano en su vida, los lugares que más frecuenta, por ejemplo, en su casa o en su baño.

Para empezar, una vez que su imagen mental esté nutrida de los datos visuales (imágenes, colores), auditivos (sonidos, melodías), kinestésicos (sabores, olores, sensaciones) pensará en lo peor que sus manos podrían tocar (lo que considere más contaminado), por ejemplo, tocar el inodoro. Él se visualizará en el baño de sus casa tocando el inodoro, en su mente recreará el baño a la perfección, con todos sus detalles visuales, escuchará los sonidos que se emiten en su baño, por ejemplo, el correr del agua. Imaginará también los datos kinestésicos, el olor de su baño, la textura del inodoro, la calidez o la frialdad de este, ¿cómo crees que se sentirá Enrique en ese primer momento de exposición? Exacto, se sentirá asqueado de haberlo hecho. ¿Qué crees tú que en su imaginación quiera hacerse inmediatamente? Posiblemente sí, pero no lo hará, no cederá a la obsesión; en su imaginación se verá expuesto a la contaminación y se verá feliz sin haber realizado el ritual.

Enrique tiene que sentir en su imaginación, gracias a los datos visuales, auditivos y kinestésicos, que no ocurre nada malo si no realiza el ritual después de la contaminación. Siéntete feliz de que después de la exposición te sientas realmente feliz y libre.

Si sientes ansiedad por realizar la compulsión, practica las técnicas de dominio de ansiedad y miedos que te mostré en el paso N° 5.

Exposición real:

– Después de la exposición imaginaria a lo temido, procederemos hacer la exposición real.

En el caso de Enrique, que teme a la contaminación, tendrá que tocar lo contaminado y permanecer así por un buen rato. El lugar donde se expondrá a lo contaminado será el mismo lugar que se imaginó en la exposición imaginaria. Tocará el inodoro del baño con sus manos, sintiendo la fría cerámica en sus dedos. Al principio se sentirá ansioso, pero para controlar la ansiedad practicará los ejercicios del paso N° 5, donde te mostré cómo controlar los miedos y la ansiedad.

Enrique tendrá que evitar asearse por un periodo largo, y se dará cuenta que la ansiedad que al principio era alta, irá bajando hasta desaparecer; después de esto podrá asearse las manos pero solo por un número limitado de veces, dos por ejemplo. De igual forma sentirá ansiedad al no hacer sus rituales un número mayor de veces, pero volverá a usar los métodos de control de miedos y ansiedad. Recuerda la sensación de felicidad que sentiste cuando te expusiste en forma imaginaria a lo temido y plásmala en este momento real.

Prueba con otras obsesiones y rituales y ve avanzando, no

tienes que intentar con todos el mismo día, avanza poco a poco, hazlo como jugando, ve exponiéndote a lo que temes y verás que esto va perdiendo la mística y se vuelve algo que no te causa temor.

Exposición imaginaria + Exposición real = Pérdida de miedo a la obsesión y al ritual.

PRÁCTICA Nº 5

TÉCNICA PNL DE RELAJACIÓN

Una técnica de relajación es un procedimiento que ayuda a reducir su tensión física y/o mental.

La PNL funcionará mejor para ti, si estás en un estado más relajado, porque al ponernos en un estado de relajación ayudamos a equilibrar los dos hemisferios cerebrales.

El cerebro de los seres humanos consta de dos hemisferios (derecho e izquierdo) unidos por el cuerpo calloso. Estos tienen diversas actividades y funcionan de modo muy diferente, aunque complementario. Para poder realizar cualquier esta tarea necesitamos usar los dos hemisferios.

Características de los dos hemisferios cerebrales:

HEMISFERIO IZQUIERDO	HEMISFERIO DERECHO
Lógico, analítico, explicativo, detallista	Holístico e intuitivo, descriptivo, global
Abstracto, teórico	Concreto, operativo
Secuencial	Global, múltiple, creativo
Lineal, racional	Aleatorio
Realista, formal	Fantástico, lúdico
Verbal	No verbal
Temporal, diferencial	Atemporal, existencial
Literal	Simbólico
Cuantitativo	Cualitativo

Lógico	Analógico, metafórico
Objetivo	Subjetivo
Intelectual	Sentimental
Deduce	Imagina
Explícito	Implícito, tácito.
Convergente, continuo	Divergente, discontinuo
Pensamiento vertical	Pensamiento horizontal
Sucesivo	Simultáneo
Intelecto	Intuición
Secuencial	Múltiple

El equilibrio se da como resultado de conciliar los dos hemisferios, y no mediante tratar de eliminar una de ellas.

El objetivo de esta técnica produce una relajación profunda y reparadora de la energía, ayudar en la integración de los dos hemisferios cerebrales, combatir el estrés y mejorar la autoestima de quien la practique.

¿Que necesitas para aplicar esta técnica?

- Estar en un lugar tranquilo, cómodo y sin interrupciones.

- Necesitas invertir unos 15 minutos. Puedes realizar esta práctica cuantas veces sean necesarias.

- Puedes llevarla a cabo solo o con la compañía de una persona de tu confianza.

PASOS A SEGUIR

Paso N° 1

- Recuéstate o siéntate en un lugar cómodo, respira profundamente imaginando un grande y hermoso reloj con un péndulo, de esos antiguos tan bellos.

- Imagina que en la habitación donde se encuentra el inmenso reloj, entran los rayos del sol por un gran ventanal. Visualiza el reloj, sus dos manecillas, los números, las líneas entre los números.

- Inhala profundamente y luego exhala, has esto por dos minutos.

Paso N° 2

- Mientras respiras, siente el sonido de tu respiración en tu pecho, al mismo tiempo que escuchas el sonido que emite el reloj, ese tic tac monótono que viene y va.

- Presta atención a los sonidos de tu alrededor, siente la tranquilidad rodeándote. Todo a tu alrededor es quietud y paz, una inmensa paz y quietud.

Paso N° 3

- Siente el ambiente cálido, imagina que unos rayos cálidos del sol rozan tu piel. Te sientes tan cómodo.

- Siente cómo pasa el tiempo, poco a poco, con el tic tac monótono del reloj.

- Enfoca tu atención ahora en tu espalda, cómo está apoyada a la silla o en el lugar donde estés. Se siente como si estuvieras flotando, imagina que estuvieras apoyado en una esponjosa y pomposa nube.

Paso N° 4

- Visualiza el movimiento del péndulo del reloj, este viene y va, de un lado para otro, viene y va.

- Visualiza mentalmente los colores cálidos a tu alrededor. Siéntelos, imagina tocando esos colores, siente las textura de los colores, siente su suavidad y cómo van rozando tus dedos.

Paso N° 5

- Ahora presta atención a los sonidos del reloj, acaba de marcar la hora con un grave sonido, parecido a un "toc".

- Siente los sonidos del exterior, la quietud y la paz. Si a tu alrededor hay mucho ruido, imagina que no lo hubiera.

Paso N° 6

- Siente ese calorcito suave de los rayos del sol mientras acaricia tu piel.

- Ahora enfoca tu atención al contacto de tus pies, puede ser al piso de la silla donde te encuentras o a la cama donde estás recostado; o si no donde te encuentres. Siente lo cómodo que están tus pies, tan relajados que casi ni los sientes.

Paso N° 7

– Ahora presta atención al reloj, al inmenso reloj antiguo, con el péndulo, yendo y viniendo de un lado a otro. Observa su contorno, esa madera antigua color caoba, lisa y brillante. Es un reloj muy grande y hermoso y lo tienes en frente tuyo, con su manecillas haciendo "tic, tac" "tic, tac" "tic, tac" "tic, tac" "tic, tac".

– Siente cómo te relaja ese sonido monótono del "tic, tac", siente cómo con cada uno de esos sonidos, tu ansiedad baja y con ella tus ganas de hacer rituales obsesivos. Ya no sientes ganas de crear rituales porque las obsesiones han desparecido como por arte de magia, se han ido para siempre, eres libre, libre por fin de rituales molestos y obsesiones tan dañinas.

– Siente la enorme quietud a tu alrededor, todo está en calma, tú eres libre por fin y eso te hace sonreír. De ahora en adelante tus días estarán libres de miedos, obsesiones, ansiedad, rituales. De hoy en adelante todo es tranquilidad y felicidad.

– Imagina que las obsesiones son como dos sombras que quieren interrumpir tu tranquilidad actual y empiezan a girar a tu alrededor casi acosándote, pero al decir un palabra estas se desvanecen y regresas a tu paz interior de inmediato. Esas sombras se han ido para siempre de tu vida. La palabra es "basta", basta a los miedos, basta a las obsesiones, basta a los rituales. Esa palabra te lleva siempre a tu quietud, siente el sonido de tus labios cuando dices "basta", siente tu voz, cómo se desliza entre tu garganta, lengua, paladar y labios. Es una gran palabra, "basta", cuando la dices esas sombras que son obsesiones desaparecen y se van para siempre y vuelves a tu paz interior.

Paso N° 8

- Presta atención a tus párpados, siente como se vuelven más pesados cada vez, pero eso no importa, tú estás relajado, libre de miedos, obsesiones, ansiedad y rituales. Tú eres feliz, extremadamente feliz.

- Vuelve a tu alrededor, a los colores cálidos que te rodean, vuelve a mirar el reloj, escucha su "tic, tac" una y otra vez. Te sientes realmente cómodo en ese lugar.

Paso N° 9

- El estar ahí te sumerge en una quietud y tranquilidad perfecta, porque estás libre de tensiones, pero ya es hora de salir de esa visualización y abrir los ojos.

- Presta atención a tu espalda, pies y párpados, tráelos al mundo real, haz un muy ligero movimiento en cada uno de ellos (espalda, pies y párpados) conecta esas tres zonas con una línea, parte primero de los pies, luego a la espalda y luego a los párpados.

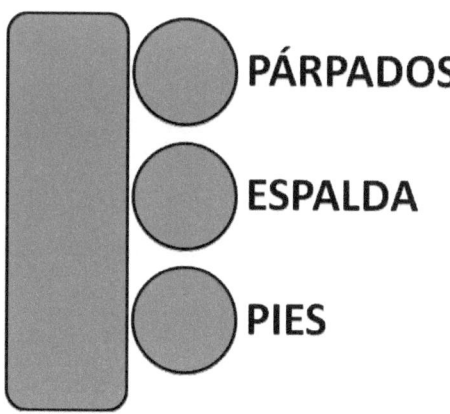

- Te encuentras despertando, haciéndote más consciente de la realidad en tu entorno. Tu cuerpo va volviendo a la realidad y trae consigo ese estado de tranquilidad y libertad de miedos, obsesiones, ansiedad y rituales.

- Toma contacto de nuevo con tus pies, espalda y párpados, siente tu respiración comienza lentamente tu regreso a la realidad. Vuelve al aquí y al ahora. Abre los ojos de una vez.

PASO Nº 6

TU PASIÓN

La mejor forma de combatir la ansiedad es usar la distracción, y que mejor forma de distraerse que hacerlo en algo que te guste. Por esa razón, en este paso quiero que identifiques tu pasión, si en caso aún no lo tienes identificada. Tienes que pensar en algo que te guste hacer tanto, que lo prefieras hacer sobre otras cosas.

Aquella actividad elegida (tu pasión) será tu distracción cada vez que te sientas ansioso por no haber realizado rituales obsesivos.

Si aún no sabes lo que te apasiona, procederemos a identificarlo de la siguiente manera, para encontrar tu pasión solo responde las siguientes preguntas:

— ¿Eres feliz actualmente?

— ¿Sientes que en tu vida, tú tomas las decisiones o te sientes presionado en tus acciones? Como si otra persona dirigiera tu vida.

— ¿Qué libros prefieres leer? ¿De qué tipo? ¿Cuál es el tema más te gusta? ¿Qué tipo de lecturas te parecen muy divertidas y no te aburren en lo absoluto, que podrías pasar toda la noche leyéndola?

— ¿Qué películas prefieres ver? ¿De qué tipo? ¿Cuál es el tema que más te gusta?

- ¿A qué persona admiras en el mundo? ¿Te gustaría ser como él o ella? ¿Qué hizo o hace de grandiosa esa persona?

- Si pudieras cambiar tu realidad y reemplazar las cosas aburridas que actualmente haces por unas más divertidas y que te gustan más ¿por cuál actividad la cambiarías?

- ¿En qué actividad sobresales, qué es aquello que tú puedes hacer mejor y con mayor facilidad que tus amigos o personas que conoces?

- ¿Qué actividad te gustaría hacer por el resto de tu vida?

- ¿Qué te gusta hacer tanto que pagarías por hacerlo toda la vida o por lo que no cobrarías?

Al responder estas preguntas hazlo con seriedad y objetividad. Escribe tus respuestas y encuentra la actividad que más se repita.

Las respuestas a estas interrogantes pueden ser escribir, leer, tocar guitarra, jardinería, oratoria, actuación, pintura, medicina, diseño, costura, gastronomía, biología, matemática, literatura, etc. Lo importante es identificar aquella actividad.

Si aún tienes problemas en encontrarla o hay muchas cosas que te apasionan o gustan, entonces, has lo siguiente:

- Construye dos listas de las diez actividades que amas hacer y diez habilidades tuyas en comparación a los demás. Construye un cuadro en tu cuaderno de notas, por ejemplo:

ACTIVIDADES QUE AMO HACER	PUNTUACIÓN	MIS HABILIDADES	PUNTUACIÓN
1.		1.	
2.		2.	
3.		3.	
4.		4.	
5.		5.	
6.		6.	
7.		7.	
8.		8.	
9.		9.	
10.		10.	

—   Para la puntuación de las actividades que amas hacer, piensa en cada una de ellas por un minuto aproximadamente, y puntúalas de la siguiente forma: el numero 1 significa que no te agrada esa actividad en lo absoluto. El número 5, significa que esta actividad te gusta pero no tanto, y el número 10 significa que aquella actividad te apasiona mucho y te encanta hacerla.

1 - 2 - 3 - 4 - 5 - 6 - 7 - 8 - 9 - 10

- En el caso de las habilidades, para puntuarlas piensa en cada una de ellas por un tiempo de un minuto aproximadamente. La puntuación va desde el 1 al número 10. El número 1 significa que esa habilidad no es innata en ti, que no tienes tanta facilidad para realizarla en comparación de las demás personas. El número 5 significa que eres medianamente eficiente en aquella habilidad y el número 10 significa que en esa habilidad tú tienes ventaja sobre los demás, es decir, eres muy hábil en ella.

Que en la puntuación otorgada influya el bienestar que te causa realizar esa actividad y las habilidades que posees con respeto a los demás.

Entonces, tendrás dos listas: la primera con las 10 cosas que te apasionen y la segunda lista con 10 de tus habilidades más sobresalientes, cada una con su respectiva puntuación.

Al terminar de puntuar cada una de las listas, tendrás que analizar el cuadro; busca coincidencias y haz relaciones, responde lo siguiente:

- ¿Qué actividades recibieron más puntaje?

- ¿Qué habilidades recibieron más puntaje?

- ¿Qué relación existe entre la actividad con mayor puntaje y la habilidad con mayor puntaje? ¿Ambas se complementan? Por ejemplo: Si la actividad que más te gusta es cocinar, y si la habilidad que recibió mayor puntaje es cocinando, entonces, ambas se complementan.

Examina tus respuestas con cuidado y objetividad.

Al final determina un veredicto, una sentencia, donde determines cuál es la actividad y la habilidad que más te agradan y examina esa conclusión.

Después de que tengas identificada y clara tu pasión, pregúntate si:

- ¿Estás trabajando hoy en día en algo relacionado con tu pasión?

- ¿De qué forma estás relacionado hoy en día con aquella actividad que tanto te gusta hacer?

Si las respuestas son coincidentes con la actividad que más te gusta realizar, recibe mis felicitaciones, porque estás haciendo lo que más te gusta y para eso es la vida. Pero si no, si estas respuestas no coinciden con la actividad que más te gusta, no te preocupes, porque juntos hallaremos una solución.

Al tener identificada tu pasión, piensa en las emociones que te produce pensar en tu pasión:

- ¿Te sientes fortalecido pensando en ella?

- ¿Qué emociones te genera tu pasión?

- ¿Te sientes feliz con ella?

Quiero que pienses en estas respuestas, en tu futuro y lo hermoso que sería hacer lo que más te gusta en esta vida.

Piensa un momento en lo siguiente:

- ¿Qué piensas de ti? ¿Eres feliz actualmente?

- ¿Qué quieres de ti? ¿Qué quisieras cambiar?

- ¿Qué esperas de tu futuro? Sé que quieres eliminar el TOC de tu vida, pero aparte de eso ¿qué esperas del mundo?, ¿qué quieres de él para ti?

- Sé que el TOC ha marcado tu vida para siempre y esa marca siempre quedará, pero ¿alguna vez has pensado que tal vez apareció por algo? Que el TOC está en tu vida por alguna razón que lo ha hecho desarrollarse en ti, o tal vez eres tú quien ha hecho que se desarrolle en tu vida. Esto es como cuando los niños tienen comportamientos y enfermedades que existen por el único hecho de llamar la atención de sus padres. ¿Te has puesto a pensar que tal vez el TOC apareció porque buscas llamar la atención, no solo de las personas que te rodean sino a ti mismo? Quizás tu mente inconsciente está pidiendo más atención de ti y en tu vida por eso se manifiesta en el TOC. Tal vez creas que el TOC es un castigo divino y que te lo mereces, que te mereces sufrir. Todos esos procesos mencionados ocurren en el inconsciente, es decir, no nos percatamos de ello en forma consciente, es que así funciona el cerebro. ¿Qué podremos hacer?

La sonrisa depende solo de ti ...

A todo esto solo te diré que tú te mereces lo mejor del mundo y nadie ni nada tiene por qué quitártelo, lucha por lo quieres, lucha con todo. Solo vivirás una vez, estas aquí y ahora. Lucha por tus sueños…

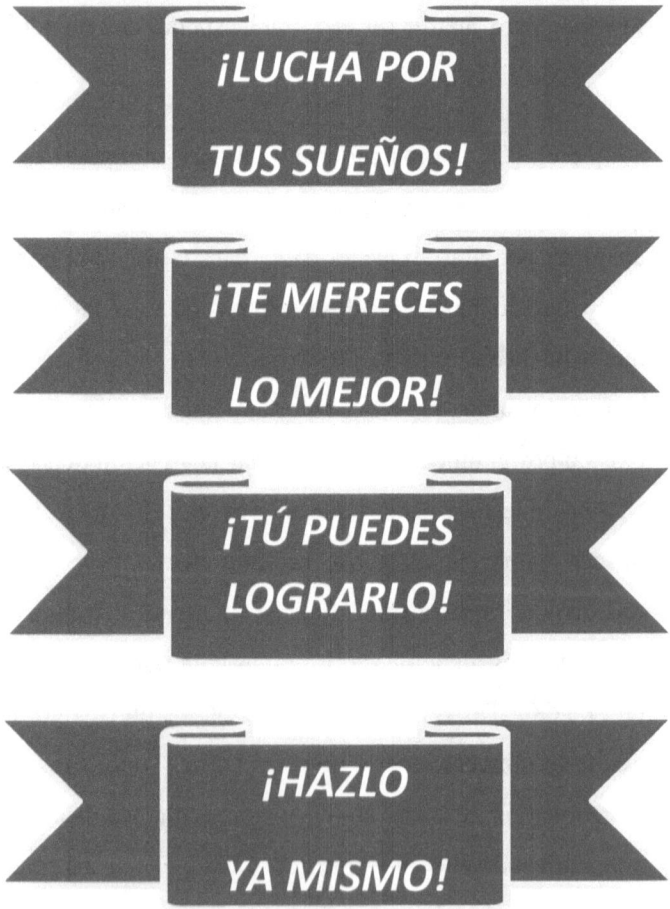

RETO N° 6

Como tu pasión ha sido identificada, quiero que pienses ahora en tu visión y misión:

Visión:

Es la imagen de ti en el futuro, en lo que deseas convertirte. Responde a las siguientes preguntas: ¿En qué quieres convertirte en el futuro? ¿Quién quieres ser? ¿Cómo te imaginas de aquí unos años?

La visión siempre está orientada al futuro, es una proyección futura sobre nosotros mismos.

Por ejemplo:

- La visión de una empresa de calzado es ser reconocida como una empresa de calzado con clase mundial rentable y competitiva.
- La visión de Juan Carlos es ser un médico reconocido en la especialidad de cardiología.
- La visión de Gianina es ser una abogada reconocida en su país.

Misión:

La misión responde a las preguntas:

- ¿Para qué existes?
- ¿Cuál es tu aporte a este mundo y a esta vida?

Por ejemplo:

- La misión de la empresa de calzado es darle confort al andar a todas las personas del mundo.
- La misión de Juan Carlos es ayudar a las personas con sus problemas cardiacos.

- La misión de Gianina es ser una defensora de los derechos de los habitantes de su país.

- Al tener definidos los conceptos de misión y visión, procederás a buscar tu visión y misión y a escribirla en tu cuaderno de notas. Para hacerlo parte de tu pasión.

Visión – Misión

Escoge otra obsesión de tu lista y enfréntate a ella, y para distraerte realiza la actividad con la que te sientas a gusto, la que elegiste en el reto 6, tu pasión.

Por ejemplo:

A Javier le encanta tocar la guitarra, él no quiso realizar su ritual de limpieza y para distraerse se puso a tocar la guitarra.

Experimenta qué sucede cuando haces esto. Te darás cuenta que la ansiedad baja poco a poco con el tiempo.

PRÁCTICA Nº 6

TÉCNICA PNL DE ANCLAJE: CÍRCULO DE EXCELENCIA

Esta técnica te permite crear anclajes de excelencia, para que puedas acceder a ellos cuando los necesites. Es un método poderoso y práctico que puedes aplicar en cualquier momento en el lugar donde te encuentres.

Esta técnica cambia tus estados mentales, permitiéndote pasar de uno a otro.

Requisitos:

- Necesitas estar en un lugar tranquilo, libre de interrupciones.

- Puedes practicarla solo o acompañado de alguien de tu confianza.

- Necesitas invertir unos 25 minutos de tiempo, aproximadamente.

- La repetición es clave en esta técnica, tienes que hacerlo por lo menos dos o tres veces a más para lograr óptimos resultados.

Paso Nº 1

Estando de pie, imagina delante tuyo un círculo de aproximadamente de un metro de diámetro, pintado del color que más te gusta.

Este círculo te servirá si te encuentras en un espacio amplio y con mayor disponibilidad de tiempo. Pero si deseas entrar en el círculo de la excelencia y te encuentras en un lugar reducido, solo bastará un pequeño pasito o algún movimiento sutil.

Una vez que domines esta técnica podrás acceder a tu área de excelencia de forma automática, despertando estados de poder plenos.

Paso N° 2

Cuando ya tengas visualizado el círculo en frente tuyo, procederás a cerrar los ojos y a recordar algún hecho en tu vida donde tuviste un gran éxito que te haya dejado satisfecho, vuelve a revivir esa experiencia. En tu caso, puede ser alguna ocasión donde no tuviste miedos y te enfrentaste a tus obsesiones con valentía y confianza. Recuerda esa experiencia, revive los detalles en las tres modalidades comunicativas:

– **Visuales:**
- ¿Dónde estabas? ¿Recuerdas el lugar?
- ¿Era de día o de noche?
- ¿Estabas solo o acompañado?
- ¿Qué colores te rodeaban?
- ¿Qué ropa usabas?
- ¿Cuál era tu expresión en ese momento?

– **Auditivo:**
- ¿Recuerdas los sonidos que te rodeaban ese momento?
- ¿Eran sonidos melodiosos? o ¿eran graves y difusos?
- ¿Tú emitiste algún sonido ese momento? ¿Cuál era?
- ¿Escuchabas tus pensamientos?
- Describe los sonidos en detalle.

− **Kinestésicos:**

- ¿Cómo se sentía tu cuerpo en esa ocasión? ¿Estabas cómodo? o ¿te sentías incómodo?
- ¿Cómo estaba el clima? ¿Era frío, templado o cálido?
- ¿Había algún olor característico? ¿Era agradable o desagradable?
- ¿Cómo era tu respiración? ¿Estaba calmada o agitada?
- ¿Te estremeciste?
- ¿Hacías algún movimiento con las manos, los pies o el rostro?
- ¿Cómo te sentías? ¿Te sentías capaz de lograrlo todo?
- ¿Qué sensaciones invadían tu cuerpo? ¿Estabas feliz o triste?

Mientras estás de pie o sentado, permanece con los ojos cerrados imaginando y disfrutando de esa escena tan llena de poder.

Nota: Si en tus recuerdos no tienes ninguna ocasión donde hayas tenido esta sensación, tendrás que crear una, invéntala imaginando los detalles, visuales, auditivos y kinestésicos. Experimenta esa sensación donde sentiste ese poder interno de enfrentarte a todo.

Paso N° 3

En este paso, mientras estás de pie o sentado y ya tienes visualizado tu estado de poder, es decir, que ya tienes identificado los aspectos, visuales, auditivos y kinestésicos. Has que tu cuerpo adopte las mismas posturas, gestos y expresiones que realizaste en ese recuerdo de poder, donde te enfrentabas con valentía y coraje hacia una obsesión y saliste victorioso logrando el éxito.

En este paso, tu cuerpo revivirá las mismas emociones y sensaciones de ese estado de poder y éxito. Concéntrate y piensa en aquellas emociones de excelencia y has que tu cuerpo las recupere. Imagina que son energía, como rayos de sol que tu cuerpo va absorbiendo, y sientes cómo vas volviéndote invencible.

Paso Nº4

Cuando ya tengas tu estado emocional visualizado y sientas cómo la energía de la excelencia está dentro de ti, abre los ojos, observa el círculo que dibujaste en el piso, da un paso y métete dentro de él.

Cuando estés dentro del circulo de la excelencia, vuelve a cerrar los ojos, revístete del color que lo pintaste, recuerda que el otorgaste un color, tu preferido. Imagina que ese color te envuelve. Con esto estas formando el ancla visual.

Ya dentro del círculo de la excelencia, lleno de las emociones de poder, has un gesto corporal, puedes formar un puño con tus manos o rozarlas mutuamente o sobar alguna de ellas. Con esto estas formando el ancla kinestésica.

Puedes repetirte una frase de forma verbal o decir mentalmente una frase o palabra para crear un ancla auditiva.

Por espacio de un minuto disfruta de esta posición de excelencia. Reforzando tus tres anclas: visual (el color que te envuelve), auditiva (la frase o palabra dicha de forma verbal o mental) y la kinestésica (tocándote alguna parte del cuerpo o haciendo un movimiento). Siente y disfruta en esta posición unos instantes, es tu estado de excelencia.

Paso Nº 5

En este momento, sal del círculo de excelencia dando un paso hacia atrás o la distancia que tú creas conveniente. Luego abre los ojos y mira tu entorno y respira profundamente, detén la visualización por un momento.

Procederemos a repetir de nuevo el mecanismo. Vuelve a entrar al círculo de la excelencia. Cierra los ojos de nuevo, visualiza el momento de excelencia y de poder que tuviste, agrégale los detalles visuales, auditivos y kinestésicos. Has que tu cuerpo adopte los gestos, posturas y movimientos de esa sensación de excelencia, revive de nuevo esas emociones. Tienes que llegar al pico máximo de esa experiencia. Cuando lo hayas hecho, vuelve a salir del círculo.

Paso Nº 6

Puedes repetir este procedimiento una vez más, siendo en total tres veces. Recuerda que en cada ocasión tienes que revivir las emociones de esa sensación.

Paso Nº 7

Las prácticas PNL funcionan si se les coloca empeño y las practicas constantemente. Comprueba si este proceso ha funcionado de la siguiente forma:

- Úsala en alguna situación cotidiana donde necesites estar en tu círculo de la excelencia, por ejemplo: cuando estés frente a una obsesión y a un ritual, resintiéndote.

- Imagina, el círculo en frente tuyo, accede a él y suelta tus anclas: visual (el color que te envuelve), auditiva (la frase o palabra dicha de forma verbal o mental) y kinestésica (tocándote alguna parte del cuerpo o haciendo un movimiento).

– Experimenta las sensaciones que percibe tu cuerpo: ¿Cómo te sientes con respecto a la obsesión? ¿Te sientes con muchas más ganas de enfrentar la obsesión y el ritual? ¿Te sientes con virtudes de excelencia? ¿Crees que puedes superarlo todo? ¿Crees que el TOC sigue siendo un problema? ¿Cómo ves ahora al TOC, a los miedos, obsesiones y rituales? ¿Te siguen pareciendo insuperables?

– Si las respuestas a las anteriores preguntas son favorables, si el TOC ya no te parece algo insuperable es porque tú te sientes envuelto en un círculo de excelencia.

– Si las respuestas a las anteriores preguntas no son tan favorables, vuelve a realizar la práctica, ponle más tensión a la visualización de las emociones del recuerdo de excelencia, como también sus datos visuales, auditivos y kinestésicos.

– Esta técnica está indicada para enfrentar todo tipo de miedos y fobias que se presenten en tu vida, porque te permite sacar ese ser excelente y capaz que todos llevamos dentro.

– Los miedos, obsesiones, ansiedad y rituales son solo retos. Tú eres un ser excelente capaz de dominarlos en el momento que desees.

PASO Nº 7

TU LENGUAJE

Todos los seres vivos reaccionan de forma distinta ante un mismo estímulo, por esa razón, los obsesivos compulsivos no comparten las mismas obsesiones; porque sus programas mentales son distintos. Pero:

¿Por qué todos no le temen a lo mismo?

La respuesta está en que no todos hemos tenido las mismas experiencias, ni tampoco tenemos la misma forma de asimilar las cosas.

Por ejemplo:

– Jorge tuvo la oportunidad de mirar a una persona morir en un accidente de tránsito, un peatón joven de aproximadamente unos 18 años de edad, quien yacía en el pavimento. Desde esa fecha, Jorge quedó obsesionado con la muerte y temía salir a la calle, entraba en pánico cada vez que tenía que cruzar la calle. Jorge nunca analizó ese hecho y quedó preso en el miedo, lo cual lo llenó de obsesiones, rituales y ansiedad, tanto así que a veces no quería salir a la calle.

Lo que Jorge debió hacer fue:

• Primero: Conocer el origen de esa obsesión, el cómo nació o se originó.

• Segundo: Racionalizar esa obsesión, el porqué sucedió y cómo se pudo evitar; buscar opciones para superar su miedo, en este caso: tener cuidado al cruzar la calle, mirar siempre hacia los costados antes de cruzar, estar atento a cada momento, etc. Estas opciones nos fortalecen y llenan de valor en el momento de enfrentarnos al miedo.

- Tercero: Tendría que redireccionar esa ansiedad en alguna actividad, preferentemente en algo que le guste hacer (pasión).

- Cuarto: Enfrentarse al miedo después de analizar y haber puesto en práctica sus opciones las cuales fueron generadas en el paso número dos.

Si todo ese proceso no se ha realizado, se genera una obsesión. No todos los seres humanos tenemos las mismas experiencias ni la misma forma de asimilarlas, por esa razón, no todos generamos las mismas obsesiones.

El inconsciente de un obsesivo compulsivo es un archivo de arquetipos, es un mapa de obsesiones y compulsiones. Hay archivos que se crean día a día y siempre ante una obsesión aparece una forma de aliviar la ansiedad que esta te produce. Tales instrucciones están almacenadas en el cerebro y controlan el modo de actuar de un obsesivo compulsivo.

La clave para el dominio del TOC es, precisamente, cambiar los hábitos ante el TOC, es decir, cambiar lo que acostumbramos hacer cada vez que llegue la ansiedad, recuerda que ceder no es una opción. Piensa siempre en tu objetivo: "Dominar el TOC".

Para dominar el TOC tenemos que crear nuevos programas mentales. Los cambios en la conducta solo se dan cuando te haces consciente de tu conducta y decides cambiarla. Si no tienes la decisión de cambiar de nada sirve todo el conocimiento del mundo. Al final tú decides. En este libro creamos nuevos programas mentales que te ayudan a superar el TOC. Te da las herramientas para que puedas dominar el TOC.

Cada vez que llegan nuevos estímulos a nuestra mente, esta los archiva con todos los detalles (visuales, auditivos y kinestésicos) además le busca un origen a ese nuevo estímulo; cuando ya tienen toda la información recopilada esa nueva información se archiva en la mente, hasta cuando lo necesite de nuevo y recurra a buscarlo. Todo este proceso demora unos cuantos segundos, así de rápido es nuestro cerebro procesando la información.

Para dominar el TOC, tenemos que reprogramar nuestro inconsciente, no se trata de eliminar las obsesiones sino de aceptarlas y equilibrarlas. Deja que las obsesiones se expresen, no te resistas a ellas, porque mientras más lo hagas, más ansiedad te causará; tú estás seguro de ti mismo, eso es lo único importante, pero ¿por qué aparecen las obsesiones? Porque son un síntoma del Trastorno Obsesivo Compulsivo, no son reales.

Las palabras dan forma a nuestras emociones, cada palabra que uses desencadena una reacción en nuestra mente, por esa razón, las palabras cambian nuestros comportamientos. Los seres humanos tenemos la capacidad de manipular nuestras emociones, por ejemplo:

- ¿Qué sucede cuando escuchas una canción depresiva? ¿Cómo te sientes? ¿Qué emociones surgen?

  Exacto, te deprimes.

- ¿Qué sucede cuando escuchas una canción alegre? ¿Cómo te sientes? ¿Qué emociones surgen?

Exacto, te alegras.

Entonces, imagínate hacer lo siguiente: cuando te sientas deprimido, escucha música alegre. ¿Qué crees que sucederá?

Exacto, tu estado de ánimo mejorará, pero lo que sucede es que cuando estamos deprimidos, buscamos realizar acciones que nos depriman más o que nos mantengan en el mismo estado de ánimo. Es una conducta autodestructiva, nadie te impide que te deprimas, nadie te prohíbe que llores, pero tienes que saber cuándo hacerlo y cuando ponerle fin a esa conducta, porque no es saludable que aquellos estados de ánimos depresivos te opaquen y te impidan avanzar.

Una persona que siempre use palabras depresivas, siempre le ocurrirán hechos depresivos, porque condiciona a su mente para que ello ocurra, atrae esas situaciones.

Recuerda que tu fisiología cambia con las palabras que uses, por lo tanto, ¿en qué piensas cuando te enfrentas ante una obsesión? y ¿qué te dices cuando aparece la ansiedad? De seguro piensas en lo peor que podría pasar, tú mismo con tus propias palabras te sumerges en el miedo y creas un futuro de fatalidades que podrían ocurrir si no cedes ante la ansiedad. Con ese comportamiento estas actuando en contra tuya, pero también podrías actuar a favor:

- **Primero:** No pensar en lo peor que podría ocurrir si no cedes ante la ansiedad y no realizas el ritual.
- **Segundo:** Motivarte con palabras, que tu lenguaje y tus pensamientos jueguen a tu favor.

1. LA DEPRESIÓN

La depresión es un estado mental que trae consigo características físicas y psicológicas específicas. Por ejemplo, alguien que pase por una depresión, tendrá:

a) Características físicas:

- Hombros caídos.
- Ojos tristes y caídos.
- Expresión de desconcierto.
- Lentitud y aletargamiento al andar.

b) Características psicológicas:

- Pensamientos lentos.
- Ideas trágicas.
- Rumeamiento de cosas tristes, en especial por aquella que lo tiene en ese estado.
- Baja autoestima.
- Subvaloración propia.
- Ideas suicidas.
- Futuro borroso y dudoso.
- Anhedonia, incapacidad de disfrutar de las cosas.
- Fatigabilidad.
- Mucho sueño o insomnio por la ansiedad que produce el estado depresivo.
- Sentimientos de culpa
- Visión negativa de uno mismo y del entorno.
- Apego a los recuerdos trágicos y fatalistas.

– Reproche en todas tus actividades.

Entonces: ¿qué hacer cuando te sientes deprimido?

Primero:

Tienes que decidir salir de ese estado mental depresivo. Recuerda que la depresión puede ser adictiva, mientras más rápido salgas de ella, menos probabilidad tienes de quedarte en ese estado. Cuando uno está deprimido, rumea en ideas que lo deprimen más, empieza a recordar hasta lo más mínimo con tal de alimentar su tristeza y hacerla más grande.

El llorar es un desfogue de las emociones, hacerlo está bien, si deseas llorar, hazlo, llora todo lo que desees y duerme, verás que al día siguiente te sentirás mucho mejor. Llorar y dormir son los mejores remedios para la depresión, está bien hacerlo una noche o un día.

Segundo:

Si una palabra insultante, una imagen o un hecho triste puede deprimirte; de la misma forma una palabra motivadora, una imagen feliz y recordar un hecho gratificante puede subir tu estado del ánimo; así que de inmediato deja de pensar en lo que te pone triste y no me digas que no se puede, porque SÍ SE PUEDE, hazlo ahora mismo, rompamos tu ciclo depresivo. El hacerlo significa dejar de pensar en lo que te tiene triste, para ello, sustituye esos pensamientos, imágenes o recuerdos de hechos tristes por unos felices, para traer esos momentos a tu mente usa la televisión (mira programas televisivos alegres), usa la música (escucha melodías felices, eufóricas), no te encierres en tu habitación, ni en tu casa; sal a la calle, ve al supermercado, conversa con tus amigos, esfuérzate en hacerlo así no tengas ganas; de seguro al principio no las tendrás pero una vez que des el primer paso todo será mucho más fácil.

Tercero:

Cambia la expresión de tu cuerpo, si la depresión te tiene con los hombros caídos y los ojos caídos, levanta tu postura, levanta el pecho, la frente y sonríe. Hazlo de una vez, yo te aseguro que te sentirás mucho mejor. Ríete solo, al principio te sentirás ridículo, porque pensarás: ¿por qué reír cuando no tengo ganas de hacerlo?, pero cuando lo hagas verás cómo tu estado mental cambia, porque cuando cambias tu postura, tu expresión física y te ríes, inmediatamente le estas enviando una orden a tu mente, diciéndole:

ES HORA DE PONERTE BIEN. NOS SENTIMOS MUY BIEN.

Cuarto:

La distracción es la clave para luchar contra la depresión, porque si no recuerdas lo que te tiene deprimido ¿crees que estarás deprimido? Pues, no. Recurre a tus amigos, sal con ellos, pasa momentos con tu familia. La vida es solo una, disfrútala desde hoy, solo vivirás una vez, no eres eterno. Empieza a ser feliz desde ahora.

También puedes dedicarte a hacer lo que te gusta, tu pasión; esa actividad por la cual dejarías de hacer muchas otras, pues, realízala ahora, aprovecha tu depresión.

Recuerda que no hay nada mejor que hacer lo que te gusta en un momento depresivo, porque mágicamente tu sentido de vida vuelve de nuevo.

Para dejar de estar deprimido tenemos que decidir hacerlo y para lograrlo nos ayudamos de pequeños trucos, como los ya hemos mencionados, porque con ellos rompes el enfoque de la depresión.

En la vida siempre te van a suceder cosas que te alegren y otras que te depriman, pero el problema no es de la vida sino de:

Tu percepción de ella y de la forma en la que reaccionas.

Por ejemplo:

– Te deprimes con las cosas que te suceden, porque hay algo en tu programación mental que te dice que cuando suceda esto o aquello, te tienes que deprimir, y esa programación la has adquirido en tu vida diaria, en las cosas que has visto, oído o sentido, en la televisión, en una novela o en un caso de la vida real, etc.

Imagínate, por ejemplo: María es una mujer occidental, tiene una extensa cabellera crespa y una exuberante y cristalina sonrisa, ella tiene una pareja sentimental, Juan Carlos, quien es tres años mayor que ella, él lleva una doble vida, ya que mientras mantiene una relación amorosa con María, también lo hace de forma paralela con otra mujer.

Cuando María descubre la infidelidad de Juan Carlos, definitivamente esa verdad la va a deprimir.

Entonces, ahora imagina la misma situación con Jade, ella es una mujer de ojos vivarachos, que se exhiben al trasluz de un velo, porque es natural y residente de un país arábico, donde la poligamia es algo cotidiano y aceptado, ella también se entera de que su pareja mantiene una relación paralela otra mujer, pero eso a ella no le afecta en lo más mínimo porque su sociedad es así.

Si te fijas, la situación es la misma, la vida no ha cambiado, solo que las mentalidades de María y Jade son distintas, ambas tienen dos programaciones mentales distintas:

María creció en un país occidental, junto a aquellas telenovelas que más que todo son "telelloronas". En una ocasión ella mira una escena de llanto, dolor y depresión cuando una mujer descubrió la infidelidad de su pareja, entonces, ella cree que esa es la forma de reaccionar ante una situación similar, por esa razón, cuando le sucede, reacciona de esa forma; solo imita el comportamiento, porque nunca lo razonó, y actúa en base al programa mental generado.

Esos comportamientos no solo los puedes aprender de las telenovelas, sino en los casos de la vida real, en las personas que te rodean, en tu familia, tus amigos o amigas que al ser engañados, entran en una depresión absoluta, porque son gente que también ha sido programada y que programa sin querer a otros. De esa forma creces viviendo que tienes que actuar de esa manera cuando diversas cosas te suceden.

En cambio, Jade no creció con esa programación, porque la poligamia en su país está permitida, el que la pareja varón tenga relaciones sentimentales paralelas es algo habitual.

La mente humana copia modelos y mucha información de la que entra en ella, no la razona, es así que se forman los paradigmas (los modelos y arquetipos de cómo vivir y cómo actuar ante un determinado suceso).

El problema de los paradigmas es que muchos de ellos se encuentran muy arraigados en nuestra mente y a veces es muy difícil cambiarlos porque se convierten en un modelo a seguir. Por esa razón, no cierres tu mente ante algo que inicialmente creas ilógico y descabellado, porque si lo razonas tal vez no lo sea. Recuerda que la verdad no es absoluta y que el mundo tal vez no es como te lo han contado, debes ser crítico con los nuevos conocimientos que adquieras y toma lo que te haga mejor cada día.

Entonces, si la mayoría de veces reaccionas en base a una programación mental, imagínate si la cambiamos, como si fuera un software de computadora o un chip electrónico: ¿qué lograríamos? Simplemente tu forma de reaccionar ante algunas situaciones sería distinta, y por qué no, más adecuada. De esa forma ya no te deprimirían o afectarían las cosas que te sucedan en la vida e inclusive ya no tendrías obsesiones o serían más fáciles de dominar.

Todo depende de cómo asimilamos las cosas que nos sucedan y esa forma de asimilarlo se rige a nuestra programación mental, por lo tanto, si cambias tu programación mental, cambias tu forma de asimilar las cosas.

La depresión no existe, solo existe un programa, un software que te dice cómo tienes que reaccionar y/o actuar ante un determinado suceso.

Lo mismo ocurre con el Trastorno Obsesivo Compulsivo, si no pregúntate: ¿Cómo reaccionaste ante el primer pensamiento obsesivo?

Toda la gente que te rodea ha tenido pensamientos obsesivos en algún momento, pero ¿cómo han reaccionado ante ellos?, ¿por qué a ellos no les molestó pero sí a ti? ¿Te has puesto a pensar en ello?

A todas las personas se le cruzan por la cabeza ideas de matar, de homosexualidad, de incesto, de robar, limpieza, etc. Pero no a todos les afecta, simplemente porque las consideran absurdas y no le dan importancia. Pero ¿por qué algunos sí le dan más importancia de la debida? No es porque ellos sean más propensos a cometer esos actos, sino porque tienen una programación mental distinta.

Por ejemplo:

- Carlos creció en un hogar muy católico, sus padres eran extremadamente religiosos, de aquellas personas que condenan todo y te amenazan con el infierno a cada momento.

Cuando a Carlos se le presentaron ideas de homosexualidad y empezó a obsesionarse con ellas, en lo primero que pensó no fue en su posible homosexualidad sino en ¿qué pensarían sus padres si él fuera homosexual? Y la respuesta a esa pregunta lo espantó y llenó de miedo, por esa razón, se obsesionó con ella.

Su programación mental le dice que ser homosexual es algo muy malo, que eso está castigado por Dios, porque es algo pecaminoso. Con esos antecedentes es más probable que la obsesión se haga más fuerte, porque su programación mental lo condenaría.

En cambio imagínense a Javier, él creció en una familia, digamos, liberal, donde se acepta a las personas con sus virtudes y defectos. En una ocasión en su vida, tal vez a raíz de algún hecho en particular, se le presentaron ideas de que él podría ser homosexual, la idea no lo espantó, porque si lo fuera se aceptaría y sabía que sus padres también lo harían; pero él no se siente homosexual simplemente fue una idea que se presentó, pero como no causa impacto en su vida, solo desaparece.

Si te fijas en los ejemplos anteriores, la situación es la misma, a Carlos y a Javier se le presenta la misma idea (la que aún no se convierte en una obsesión). Esta primera idea nació a partir algún hecho en particular pero en solo uno de ellos (en Carlos) se convirtió en una obsesión y en el otro no (en Javier).

Tus reacciones ante diferentes estímulos dependen de la programación mental que tengas, en base a ella eres más propenso o no a desarrollar obsesiones.

Con toda esta base y conocimientos del inconsciente que hasta ahora hemos ido desarrollando es hora de que te preguntes:

- ¿Cómo reaccionaste ante tu primer pensamiento obsesivo? ¿Te desesperaste?
- ¿Buscaste una salida rápida?
- ¿Funcionó tu salida?
- Como funcionó una vez, ¿la seguiste practicando?

Así nació el ritual o la compulsión y un nuevo programa mental.

2. LA INFELICIDAD

"El estar afectado por el TOC es una situación que desequilibra tus emociones, hay días buenos donde no sientes tanta ansiedad, pero hay otros en los que no quisieras salir de casa y quisieras desaparecer, conozco muchos de esos días, y sé lo que se siente, sé lo que es perder la motivación en la vida. Pero YO nunca me rendí, y decidí luchar contra el TOC y hoy lo he dominado por completo".

Recuerda que cuando te sientas deprimido, no tomes decisiones, porque estarás cargado de emociones y cualquier decisión será desacertada. Hay momentos en tu vida donde quisieras descargar toda tu ira y enojo, pero casi siempre los resultados son desastrosos, por esa razón, retírate y analiza; duerme y tómate tu tiempo, espera que el coctel de emociones baje, cuando eso suceda recién toma las decisiones.

Si existe algo en tu vida que te molesta, solo déjala ir; no pierdas tu tiempo en ella, no desperdicies tu valioso tiempo de vida en pensar en lo que te molesta. Tú tienes el potencial de ser la persona más feliz del mundo, pero también tienes el potencial para autodestruirte o para lograr las cosas más grandiosas. ¿Qué quieres elegir?

La felicidad no es un fin, es tan solo una forma de ver las cosas, y está en los pequeños momentos de la vida; solo necesitas abrir los ojos para verlo. Tú tienes la opción de ver la vida como algo trágico, aburrido e infeliz, pero también tienen la opción de verla como algo maravilloso. ¿Te das cuenta que eres tú quien elige? Solo eres tú el responsable de tu vida.

Hasta ahora hemos hablado de la pasión en la vida y de la depresión, de seguro piensas ¿qué relación las une?

Las personas que hacen lo que les gusta, que tienen un objetivo claro en su vida, son más difíciles de caer en una depresión; porque si vives una vida que nunca has querido, trabajas en algo que no te gusta, serás muy propenso a deprimirte. A diferencia de alguien que sí hace lo que le gusta, que trabaja en algo que ama y que seguiría haciéndolo así no le pagasen, porque es algo que le gusta realizar, es su pasión, su motivo para vivir.

La infelicidad es adictiva y no es saludable para nadie, ni para quien la padece, ni para su entorno porque una persona infeliz hace a los demás infelices.

Entonces: ¿qué hacer cuando te sientes infeliz con tu vida?, ¿cómo poder cambiar esa situación?

Seguiremos los siguientes pasos:

- Lo primero: Es aceptar tu presunta infelicidad.

- Lo segundo: Es identificar la causa de tu infelicidad. Esto responde a la pregunta: ¿Qué te hace infeliz?
  Pueden existir muchas cosas que te hagan infeliz, lo importante es identificarlas.

- Lo tercero: Es plantear soluciones para sacar de tu vida esas cosas que te hacen infeliz. Y has una lista de cosas por las cuales las reemplazarías, es decir, ¿qué te hace feliz?

- Lo cuarto: Es la acción, el hacerlo de una vez. Ahora mismo.

Para recrear estos pasos, colocaremos un ejemplo:

- Marcos tiene una pareja sentimental que lo hace muy infeliz, no lo trata muy bien, lo humilla de manera psicológica a cada momento, y a pesar de que él desea mejorar la situación, no ha podido hacerlo hasta ahora; nada de lo que ha hecho ha tenido ningún efecto positivo; porque su pareja sentimental lo sigue haciendo muy infeliz. En este primer momento él ya reconoció la causa de su infelicidad.

  ¿Qué alternativas plantearía para solucionar esa infelicidad?

  • Puede hablar con su pareja acerca de la situación actual, de cómo él se siente ante esa situación y pedirle que cambie.

  • Puede dejar a su pareja y plantear una separación y el término de la relación, para que ambos no se dañen como han venido haciéndolo.

- Ambos pueden buscar otras parejas sentimentales que cumplan sus expectativas mutuas.

Ya cuando las opciones están planteadas, lo único que queda es efectuarlas y optar por la más adecuada y la mejor para cada uno. No basta con identificar la causa de tu infelicidad y sufrir en silencio, como un mártir, sino en pensar en cómo solucionar esa situación, qué hacer para cambiarla.

Coloraremos un segundo ejemplo:

- Imagínate ahora a Martha, ella es de condición muy humilde, creció en un hogar muy pobre económicamente. Ella siempre odió esa situación, le molestaba ver a los demás niños disfrutando de juguetes nuevos, de ropa nueva y disfrutando de deliciosos helados. Ser pobre la hacía muy infeliz y fue creciendo con esa desazón en su vida.

  La causa de su infelicidad era su pobreza económica, ante esa situación solo hay dos opciones: sufrir en silencio y maldecir su suerte o esforzarse luchando por un futuro mejor.

En esta situación, la mayoría de la gente espera soluciones mágicas, espera ganarse la lotería cuando ni siquiera ha comprado un boleto de azar. No esperes soluciones mágicas, plantea acciones para mejorar la situación que te hace infeliz. Cuando haces eso, tu vida adquiere un nuevo sentido. Y la gente que tiene un sentido en su vida, no se deprime, porque algo siempre la motiva; por eso, dale uno o más sentidos a tu vida.

RETO Nº 7

1. Piensa en cómo te expresas todos los días, has una lista en tu cuaderno de notas para las respuestas a las siguientes preguntas:

   – ¿Qué palabras positivas, motivadoras, usas frecuentemente?

   – ¿Qué palabras negativas trágicas o devastadoras usas frecuentemente

   Has tu lista, por ejemplo:

PALABRAS NEGATIVAS	PALABRAS POSITIVAS

Dibuja este cuadro en tu cuaderno de notas y empieza a anotar tus palabras frecuentes.

¿Qué lista tiene más palabras? ¿Las devastadoras o las motivadoras? Anota tu respuesta a modo de conclusión.

- Si tus palabras negativas son mayores a las positivas, entonces, tienes que disminuirlas al igual que su frecuencia a los largo de tu día. Evita usar ese tipo de palabras a lo largo de tu día.

- Si tus palabras positivas son mayores a las negativas, entonces, sigue usando solo las positivas a manera de reducir la frecuencia de las negativas a lo largo de tu día.

2. Analiza e identifica tu caso:
   - Palabras positivas mayores a las palabras negativas.
   - Palabras negativas mayores a las palabras positivas.
   - Palabras negativas son iguales o casi iguales en cantidad, a las palabras positivas.

3. Analiza tus palabras negativas y colócalas de nuevo en otra lista, y al lado de cada una de estas palabras, colócale la palabra contraria, la positiva. Por ejemplo:

PALABRAS NEGATIVAS	PALABRA POR LA CUAL LA REEMPLAZARÍAS
Tengo miedo	Soy muy valiente
Odio el mundo	Amo la vida
Todo es falso	Creo en las personas

Piensa en el papel de esas palabras negativas y positivas en tu vida:

- ¿Qué tan importante son esas palabras, tanto las negativas como las positivas?

- ¿Piensas la mayor parte de tu tiempo en ellas?

– Prueba usar las palabras positivas en el momento de crisis, ansiedad, miedo, motívate con ellas.

– Usa los verbos soy y estoy y afirmaciones en presente.

Por ejemplo:

- Soy valiente.
- Soy inteligente.
- Soy honesto.
- Estoy feliz.
- Estoy muy bien de salud.
- Estoy sano.
- Todo estará bien.
- Soy encantador.
- Todo saldrá bien el día de hoy.
- Soy una gran persona.
- Soy valioso.
- Soy generoso.
- Soy comprensivo.
- Soy un ser maravilloso.
- Soy una persona con muchas habilidades.

PRÁCTICA Nº 7

TÉCNICA PNL: CONTRAPARTES TRABAJANDO EN EQUIPO

En la personalidad de los seres humanos, suelen haber muchas veces un gran conjunto de conflictos, por ejemplo, tú puedes tener la firme decisión de llevar a cabo un proyecto, pero hay algo en tu interior, como una vocecita que te frena ese entusiasmo. Por lo general, esta vocecita interna es la que termina saboteando nuestros mejores proyectos, metas u objetivos.

En esta práctica, aprenderás a negociar con tu yo interno, lograrás que todas tus partes estén de acuerdo, alineados y de acuerdo en una sola idea, para de esa forma eliminar la vocecita o vocecitas internas que nos frenan o sabotean.

El objetivo de esta práctica es lograr que estas dos partes internas (la entusiasta y la pesimista, por ejemplo) se integren y que resuelvan de esa forma sus conflictos internos y se enfoquen en un objetivo positivo.

Personalidad: *¿Entusiasta o Pesimista?*

Describe cada una de esas partes contradictorias:

a)   **Tus deseos internos de querer dominar el TOC:** Tienes que revivir esos deseos, recuerda algún momento de tu vida donde has sentido muchos deseos de dominar tus obsesiones, donde estabas decidido a dominar tus obsesiones.

Recuerda los datos visuales:

- ¿Dónde estabas?

- ¿En qué lugar?

- ¿Qué ropa usabas?

- ¿Estabas con alguien más? ¿Quién era?

- ¿Era de día o de noche?

- ¿Qué colores predominaban más en la escena?

Recuerda los datos auditivos:

- ¿Se escuchaba alguna melodía en la escena?

- ¿Hacías algún sonido con tu cuerpo?

- ¿Había algún ruido peculiar en la escena?

- ¿Dijiste alguna palabra verbalmente?

- ¿Alguna otra persona dijo alguna palabra?

Recuerda los datos kinestésicos:

- ¿Cómo te sentías en ese momento? ¿Estabas completamente decidido?

- ¿Cómo estaba el clima? ¿Hacía frío, calor o estaba templado?

- ¿En la escena había algún olor característico? ¿Era agradable o desagradable? ¿A qué te recordaba?

- ¿Sentías algún sabor en la boca? ¿Era dulce, agrio o salado?

¿Era agradable o desagradable?

- ¿Qué movimientos hacía tu cuerpo? ¿Qué partes de él estabas moviendo?

Cuando recrees la escena con todos esos detalles procederemos a hacer lo mismo con la otra parte. Luego de esto, toca tu mano derecha, elegiste esta, o si no el objeto que elegiste, el cual representa "Tus deseos internos de querer dominar el TOC."

Nota: Si en tus recuerdos no tienes un momento de tu vida donde hayas sentido esos deseos internos de querer dominar el TOC, tienes que inventar o imaginar unos momentos en tu vida donde te hubiera gustado actuar de esa manera.

b)   La duda interior que te hace ceder: En esta parte contraria, tienes que recordar una escena de tu vida donde "Tus deseos internos de querer dominar el TOC" se hayan visto opacadas por la duda interior que te ha hecho ceder al ritual.

De igual forma tienes que describir esta escena, en sus tres aspectos: visuales, auditivos y kinestésicos.

Recuerda los datos visuales:

- ¿Dónde estabas?

- ¿En qué lugar?

- ¿Qué ropa usabas?

- ¿Estabas con alguien más? ¿Quién era?

- ¿Era de día o de noche?

- ¿Qué colores predominaban más en la escena?

Recuerda los datos auditivos:

- ¿Se escuchaba alguna melodía en la escena?

- ¿Hacías algún sonido con tu cuerpo?

- ¿Había algún ruido peculiar en la escena?

- ¿Dijiste alguna palabra verbalmente?

- ¿Alguna otra persona dijo alguna palabra?

Recuerda los datos kinestésicos:

- ¿Cómo te sentías en ese momento? ¿Estabas completamente decidido?

- ¿Cómo estaba el clima? ¿Hacía frío, calor o estaba templado?

- ¿En la escena había algún olor característico? ¿Era agradable o desagradable? ¿A qué te recordaba?

- ¿Sentías algún sabor en la boca? ¿Era dulce, agrio o salado? ¿Era agradable o desagradable?

- ¿Qué movimientos hacia tu cuerpo? ¿Qué partes de él estabas moviendo?

Paso N°3

- Al tener descrita cada parte contradictoria, tendrás que ubicar una intención positiva en cada una, por ejemplo: deseas levantarte todos los días más temprano para avanzar en más cosas pendientes, pero por otra parte tienes la vocecita que te da pereza de hacerlo, porque te dice que mientras más duermes, despertarás de mejor humor y harás mejor las cosas pendientes. En este ejemplo la intención positiva en común es lograr hacer más cosas y bien hechas.

En nuestro caso del TOC, tus ganas de dominar las obsesiones e ignorarlas, y ese vocecita interna que te hace dudar diciéndote: y si ocurriera…

La intención positiva en estas contradicciones es que te sientas mejor y que todo salga bien en tu vida.

Paso N° 4

Cuando la intención positiva haya sido identificada, empezaremos con la negociación:

- ¿Qué recursos tiene cada parte contradictoria que pueda ayudar a la otra a lograr su objetivo?

- ¿Cómo puede colaborar cada parte para lograr la buena intención?

Es necesario, en este punto, que cada parte contradictoria dé una señal cuando necesite algo, a fin de que se pongan de acuerdo. Por ejemplo, en el caso de levantarse temprano y querer dormir más tiempo, la intención positiva es lograr avanzar más cosas y hacerlas bien. Ambas reclaman más tiempo, una para avanzar más actividades y la otra para dormir y descansar más. Ambos deseos tienen que ser escuchados, por esa razón, haremos una negociación entre ambas. El acuerdo puede ser dormir más temprano para levantarse más temprano y avanzar más actividades.

En nuestro caso del TOC, mientras una parte quiere dominar los pensamientos obsesivos (no realizar rituales), la otra parte indica que los realizas por seguridad.

El acuerdo entre estas dos partes es que, si bien la obsesión está presente, puede realizar una forma de estar más seguro, pero sin ser obsesiva. Por ejemplo, una persona que tiene ideas obsesivas con respecto a si cerró o no correctamente la puerta de su casa. El acuerdo, en este caso, es que la obsesión estará presente y cederá a ella en parte; es decir, verificará si la puerta está correctamente cerrada solo una vez, lo prudente. De esa forma llega a un acuerdo: la obsesión está presente y cede a ella en parte, pero de forma controlada y racional.

Paso N° 5

En este paso, cada parte se acopla a la otra y se integran para resolver un problema o para lograr algún fin. Luego procederemos a la visualización. Recuerda los aspectos (visuales, auditivos y kinestésicos) de cada una de las partes contradictorias. Recuerdas que en un primer momento designamos un objeto físico a cada contraparte, dijimos que podrían ser tus manos, derecha e izquierda o, tal vez las sillas, los focos, etc.

Revive de nuevo las principales emociones de cada una de las contrapartes.

Luego, si elegiste las manos, júntalas en este momento. Si elegiste las sillas, imagina que estas se fusionan y dan como resultado otro objeto. Si elegiste los focos, imagina que estos se juntan y dan origen a una nueva luz, etc.

De igual forman que los objetos se fusionan, la emociones, las sensaciones también lo hacen, fusiona los aspectos (visuales, auditivos y kinestésicos), sumérgete de nuevo en las emociones. Fusiona las dos, sensaciones y emociones. Al fusionar estas dos sensaciones tanto visuales, auditivas y kinestésicas, generarás nuevas emociones, crea un nuevo recuerdo y cítalo en tu mente, y genera nuevas anclas: visuales auditivas y kinestésicas. Por ejemplo, genera un nuevo color, una nueva imagen tuya, el nuevo sonido y la nueva sensación kinestésica (sensación táctil, gustativa y olfativa), donde esté integrado el acuerdo que has logrado, revive las nuevas emociones:

- ¿Cómo te sientes al ceder a la obsesión pero ser racional en ella?

- ¿Te sientes seguro, pero no obsesivo?

- ¿Cómo se siente no exagerar en el ritual?

- ¿Qué se siente no estar obsesionado, solo ser precavido?

- ¿Cómo sientes este nuevo estado en tu vida?

Al realizar esta práctica, los conflictos estarán en equilibrio. Ambas parte colaborarán para lograr un mismo objetivo.

Todos tus conflictos en el TOC los puedes aplicar a esta práctica, así como aquellos aspectos que te hagan crecer como persona y lograr tu desarrollo personal.

PASO N° 8

MIÉNTASE

Para empezar este paso, comenzaremos por:

- ¿Has escuchado que las mentiras en algunas ocasiones se vuelven reales?

Pues, es cierto. Imagínate que un día te sientas tan depresivo que no quieras salir de casa, y que tan solo quieras escuchar música depresiva, mirar películas tristes y pensar a cada momento en lo que te tiene deprimido. Ese sería el programa mental que tendrían tus momentos tristes, es decir, esa es la indicación inconsciente que te dice qué hacer cuando estas depresivo. Pero que sucedería si cambiamos el programa mental, si en ese momento depresivo en vez de llorar, de darnos mensajes autocompasivos y fatalistas hacemos todo lo contrario, te levantas de la cama, sonríes y te repites: "Me siento feliz, me siento muy feliz y pleno".

Sé que al principio el hacer eso te parecerá tonto, de seguro piensas: ¿Cómo me voy a repetir que estoy feliz cuando estoy triste? Pues, eso es mentirse.

Al principio empiezas fingiendo, mintiéndote, pero terminas creyendo tus propias mentiras. Entonces, ¿por qué no crear mentiras que nos sean favorables?

De esa forma funciona el inconsciente, este no racionaliza, solo recibe órdenes, si tú le dices que estas feliz, entonces te pondrá feliz.

Es por esta razón que el inconsciente nos sirve para lograr el dominio pleno del TOC, imagínate repetir:

– "Yo dominio el TOC, yo soy feliz con el TOC"

¿Qué realidad atraerán esas palabras? Exacto, dominarás el TOC y serás feliz.

Además graba siempre las imágenes felices en tu mente, atesora tus mejores recuerdos y combate las ideas depresivas, con ellas.

1. ¿CÓMO SABER SI TENGO BAJA AUTOESTIMA?

Las características de una persona con baja autoestima son:

– No se siente confiado ante un nuevo reto en la vida.

– Le asustan los nuevos retos.

– Siente miedos irracionales, pero es inevitable dejar de sentirlos.

– No confía en sí mismo, se cree incapaz de lograr nuevas cosas.

– Se deprime frecuentemente.

– Se autocompadece.

– Se siente desmotivado todos los días, levantarse todas las mañanas es un calvario.

– Se siente ansioso la mayor parte del tiempo.

– Cree que es un completo fracaso.

- No se considera valioso como ser humano.

- No visualiza un futuro prometedor para sí.

- Teme proponerse metas por miedo al fracaso.

- Teme el rechazo de la gente de su entorno.

- No se siente seguro de sí mismo. No creen en ellos mismos.

- Cree que los demás son mejores que él.

- Se avergüenza de sí mismo.

- Le molesta todos sus hábitos.

- No se consideran tan importantes y divertidos como para poder hacer nuevos amigos.

- Suelen hacer comparaciones constantemente con él y los demás.

- Tienen una completa falta de ambición.

- Presencia de conformismo.

- La mayor parte del tiempo son negativos.

- Les cuesta mucho tomar una decisión.

- Son pesimistas.

- Hay falta de propósito en la vida.

2. EL TOC BAJA TU AUTOESTIMA

¿Alguna vez has dado un examen académico para el cual no habías estudiado? ¿Cómo te has sentido?

Seguramente después de dar ese examen para el cual no estudiaste o del cual desconocías la materia, te sentiste deprimido y decepcionado porque te creíste incapaz de poder desarrollarlo. Es que cuando desconoces algo y te sientes incapaz de hacerlo, tu autoestima disminuye por la inseguridad que esto te produce.

Lo mismo ocurre con el TOC, al principio no sabes lo que te pasa, te sientes extraño, raro y crees que no puedes combatirlo, por eso, tu autoestima baja; porque te sientes incapaz de enfrentarlo. Pero ¿qué pasaría si tienes toda la información correcta acerca del TOC y de cómo superarlo? De seguro tu autoestima sería mayor porque tendrías todas las herramientas para enfrentarlo, porque es como ir a dar un examen después de haber estudiado.

Este libro te da toda la información y las herramientas que necesitas, para que tú te enfrentes contra el TOC y logres su dominio. Por esa razón, ponlas en práctica al pie de la letra al principio, luego realiza las variantes, pero recuerda siempre practicar, practicar y practicar. Yo sé que tú eres capaz de hacerlo, por eso, estas aquí y ahora con este libro.

Entonces, te preguntaré lo siguiente:

- ¿Cómo evalúas tu situación actual?

- ¿Cómo evalúas el que estés lleno de obsesiones y dudas?

- ¿Cómo está tu autoestima?

- ¿Te sientes capaz de salir de este problema?

- ¿Lo consideras un reto que puedes vencer?

- ¿Crees que eres capaz de lograrlo todo?

- ¿Te consideras una persona valiosa para tu entorno?

A estas preguntas eres tú y solo tú quien puede responderlas, tú eres quien le coloca un valor a tu existencia:

Si te sientes humillado, decepcionado o deprimido, eres tú quien ha desarrollado y colocado esa sensación en tu vida actual, pero también eres tú quien puede sacarla.

Cuando tu autoestima está baja, tus metas y objetivos se ven borrosos, y eres más propenso a deprimirte. Por eso, es importante tener información correcta del problema que se quiere solucionar, solo así puedes salir adelante. Recuerda el ejemplo del examen, si estás preparado para darlo, te sientes seguro y confiado, capaz de todo.

La autoestima se define como el amor a nosotros mismos, el TOC merma ese amor propio, te hace susceptible a la autolaceración, por esa razón, el TOC baja tu autoestima.

Hay dos causas para que nuestra autoestima baje:

a)   El entorno, las situaciones que te suceden. En el caso del TOC, la presencia de miedos y de obsesiones en apariencia irrefrenables y hostiles. La ansiedad también contribuye, porque nos presenta un futuro borroso e inseguro. El ritual también es parte de este entorno, porque nos da un escape erróneo y fantasioso a esas sensaciones.

b)   La actitud que tomas frente a ese entorno hostil. Aquí se encuentran todas las sensaciones y actitudes que tienes con respecto al TOC.

¿Te sientes capaz de dominarlo? ¿Cómo te sientes con respecto al TOC? ¿Lo ves como algo insuperable?

La primera causa está muy clara, en tu caso, lo que baja tu autoestima es el TOC, y el desconcierto que te causa no poder dominarlo.

La segunda causa, responde a las siguientes preguntas:

- ¿Te valoras como persona, ante esa situación?

- ¿Cómo te consideras frente al TOC?

- ¿Te sientes capaz de superarlo?

- ¿Te consideras útil, hábil y crees poder superarlo?

Las creencias negativas acerca de ti, bajan tu autoestima. Si crees que no puedes superar el TOC, nunca lo lograrás. Porque eres tú mismo el que se pone restricciones.

En la vida solo hay dos opciones ante un problema, no hay más:

a) Te quedas quieto, te lamentas y nunca haces nada para solucionar el problema.

b) Tomas la decisión, te enfrentas al problema y luchas por lo que quieres.

Ten presente lo siguiente: Lo único que te separa de lograr tu meta anhelada es el tiempo, todo lo puedes lograr; solo necesitas las herramientas necesarias y el tiempo para ponerlas en práctica. Recuerda que los que nunca se arriesgan nunca logran nada. Si tienes fe llegarás donde quieras y si por cuestiones externas no lo consigues de una manera; inténtalo de otra, pero nunca abandones el objetivo, nunca te rindas.

Entonces; ¿cómo subir tu autoestima?

A continuación te presento los aspectos de tu vida que generarán y reforzarán una buena autoestima:

- El amor propio y de los demás.

- La alegría y el buen humor ante las situaciones de la vida, favorables o desfavorables.

- El entusiasmo en los nuevos proyectos.

- Las metas y objetivos que te propongas en la vida.

- La paciencia ante las cosas que sucedan, todo cambia y tiende ser para mejor. Se paciente pero toma acción para cambiar aquello que te molesta.

- El optimismo ante las adversidades de la vida.

- La fe en ti mismo.

- El coraje que tiene que nacer de ti mismo.

- La gratitud ante lo que la vida te dio, da y dará.

- La esperanza, que tiene que ser tu compañía siempre

Y para finalizar esta lista, terminamos con decir que la mejor forma de subir tu autoestima es "seguir tu pasión en la vida".

Lo primero que tienes que hacer para dominar el TOC es aceptarte en esa nueva situación y aceptar al TOC en tu vida. No esperes eliminar el TOC de tu vida para recién empezar a quererte, quiérete ahora mismo, tal y como eres, con TOC; por esa razón, date a ti mismo un valor importante en tu vida. Valora tu vida ahora mismo, tal y como estás, con tus virtudes y defectos; con TOC o sin él.

Siempre mantén tu mente ocupada en tus metas y en tus objetivos, la gente que tiene objetivos tiene una razón de vida y es menos propensa a la depresión y a la baja autoestima.

Recuerda que tu objetivo ahora es eliminar el TOC, arriésgate a hacerlo, pero pon tu empeño, tu esfuerzo, hazlo en serio y no te rindas en las pequeñas batallas que aparecerán. Se feliz y hazlo por ti mismo, porque tú ya eres importante.

3. TÉCNICAS PARA ELEVAR LA AUTOESTIMA

Estos ocho puntos, de los cuales te contaré, pueden tomarse como una serie de pasos secuenciales.

Empecemos:

a) Acepta que padeces de baja autoestima, y decide elevarla.

b) Quita las creencias o programas mentales arraigados en tu mente, elimina esas creencias como por ejemplo:

   – Soy malo para esto.

   – No sirvo para nada.

– Jamás lo haré.

– Soy un tonto.

– Soy feo.

– Me odio.

– Nadie me entiende.

– Nadie me quiere.

– ¿Quién va a querer estar conmigo?

– Soy un inútil.

– Eso es mucho para mí.

– Yo solo me merezco lo peor.

– Soy incapaz de hacer algo bien.

– Yo no tengo metas.

– No sé qué hacer con mi vida.

– Soy un mediocre y fracasado.

– Las cosas feas me pasan porque me las merezco.

– No valgo nada.

– Los demás son mejores que yo

– Odio los nuevos retos, porque sé que me ira mal.

– Soy un cobarde y miedoso.

– Estoy triste y nada me importa.

– Pobre de mí.

– No hay un futuro para mí en esta vida.

– Nada me motiva.

– Es poco pero está bien para mí.

– Esta vida es un mar de lágrimas.

– Odio este mundo.

– Soy muy indeciso.

c)   Realza tus talentos naturales y reconoce tus virtudes innatas (todos tenemos habilidades innatas, solo hace falta reconocerlas).

d)   Nunca te angusties por la impresión que puedes causar a las personas que te rodean, recuerda que esas mismas personas están preocupadas por lo que piensas de ellas.

La gente se siente superior humillándote, se siente bien haciendo sentir mal a los demás; pero es un comportamiento tonto. No les des el gusto de que eso te afecte.

Recuerda además que no puedes agradarle a todo el mundo, y eso es algo que no tiene por qué deprimirte. Que tu función principal nunca sea agradarle a las demás personas, has lo que te gusta a ti y siempre busca agradarte a ti mismo.

e)   Renueva tu manera de pensar, enfócate en lo que mereces. Tú mereces lo mejor, y es hora de ir por ello.

Piensa en: ¿Qué es lo mejor para ti? ¿Qué es lo bueno para ti? ¿Cuánto te mereces y por qué?

f)   Rompe el hábito de autocriticarte, habla contigo mismo de manera positiva. Motívate tú mismo, échate elogios como:

- Yo puedo lograr todo.

- Soy capaz de hacer lo que me proponga.

- Soy muy bueno en lo que hago.

- Soy una persona agradable y maravillosa.

- Confió en mí y en mis habilidades.

Recuerda que si tú mismo no reconoces tus talentos, nadie lo hará por ti. Si tú no te reconoces como valioso ¿crees que otra persona lo reconocerá? Exacto, nadie lo hará porque eres tú quien se coloca un valor.

g)   Declara en voz alta: Soy una persona importante e inteligente, soy capaz de dominar el TOC, soy muy feliz con esta vida que tengo. Introduce ese nuevo programa mental y repítelo en voz alta si deseas cada vez que te sientas invadido por obsesiones y tentado a ritualizar.

h)   Elimina la inseguridad y aplica técnicas de visualización. Antes de enfrentarte ante una situación difícil, visualízate logrando lo que quieres, llegando a tu meta. Imagina ese momento, siente las emociones y siéntete feliz.

Por ejemplo:

Darwin tiene 12 años de edad, está en la escuela. En una ocasión para el curso de literatura tuvo que realizar una exposición, pero estaba muy nervioso; a pesar de que ha estudiado el tema que tiene que exponer, se siente muy ansioso y teme hacerlo mal; teme tartamudear y olvidar todo cuando esté al frente y el maestro y sus compañeros lo estén mirando. Esos pensamientos arremeten contra él como dagas y lo hacen querer salir huyendo del salón.

Para que Darwin domine y supere esta situación, tiene que dejar de lado esos pensamientos, los que a su vez citan imágenes negativas (imaginar a sus compañeros y a su maestro riéndose de él). Esas imágenes lo único que hacen es ponerlo más ansioso, tienen que ser remplazadas por unas imágenes positivas, por ejemplo: imaginarse delante de sus compañeros, en una postura relajada, hablando con coherencia y de forma pausada y armónica. Él tiene que verse mentalmente recibiendo felicitaciones por parte de su maestro y los aplausos por parte de sus compañeros.

En este ejemplo, te das cuenta cómo existen unos pensamientos e imágenes que son capaces de sumergirnos en el miedo, mientras otras nos cubren de confianza y valor. Por esa razón, no seas tu propio enemigo. Si tú mismo no te motivas y alientas, nadie lo va hacer por ti. Por lo tanto, a cada momento motívate, date arengas, tú mismo repítete en voz alta: "Yo puedo y lo haré excelente"

Lo que logras con esta visualización es romper el programa mental del miedo.

i) Entrena tu mente para reemplazar la negatividad por la positividad.

Practica en los momentos más críticos de tu vida, en vez de derrumbarte en tus pensamientos trágicos, envíate mensajes positivos. Por ejemplo, en tus momentos de depresión, envíate mensajes como "Me siento muy bien, estoy muy feliz". Acompaña estas frases con imágenes felices, mientras las repites visualízate riendo en tu lugar preferido.

4. PERDÓN, AUTOESTIMA Y CONFIANZA

El dominar el TOC es más un estado emocional y un entrenamiento mental, que un problema físico; pero para lograrlo primero tienes que olvidar el pasado y pensar solamente en el presente. Pensar que estás vivo, que la vida no es para siempre y que esta se termina, que es demasiado corta como para perderla aturdido con obsesiones y compulsiones.

– Tú puedes ser feliz, si así lo crees.

– Tú puedes dominar el TOC, si así lo crees.

– Tú puedes ser quien quieras, porque tú mismo elaboras tu destino. ¿Lo crees?

De hoy en adelante no pienses en los años que has perdido con las obsesiones, piensa en los años que vienen sin ellas y lo fantásticos que serán; piensa en tu nueva vida, en que de ahora en adelante, siempre lucharás por lo quieres.

La vida es una aventura maravillosa, agradece por estar vivo, tu destino lo construyes día a día, tú construyes tu futuro. Si ahora eres obsesivo compulsivo, tienes que saber que no dejarás de serlo en el futuro, si no haces algo hoy para cambiar esa realidad, ahora mismo.

Tú eres una persona increíble, perfecta, porque para que tú estés ahora en este lugar has tenido que vencer miles de obstáculos, eres un vencedor y un ganador; el TOC es solo un reto más que lograrás dominar. Solo confía en ti, en quien eres, y si no te gusta algo, cámbialo ahora mismo.

La vida tiene subidas y bajadas, momentos buenos y malos, lamentablemente no podemos cambiar a la vida, no es posible; pero podemos cambiar nuestra actitud frente a esas situaciones, por ejemplo, puede ser el peor día, pero tu actitud puede ser la mejor. Si el día ya es malo, no lo hagas peor con tu actitud, mejóralo, tú puedes hacerlo. Acostúmbrate a siempre transmutar tus fracasos y convertirlos en triunfos, recuerda que no has perdido hasta que dejas de intentarlo.

5. HISTORIA DE LAS ENFERMEDADES

En la antigüedad las enfermedades eran consideradas como "cosas del demonio, castigos o maldiciones", por lo tanto, tenían que ser tratadas y curadas de la misma forma.

En el año de 1679 se descubrió que muchas enfermedades eran causadas por seres microscópicos, llamados en un principio animáculos.

En el año de 1928 la penicilina fue descubierta por el científico escocés Alexander Fleming, este antibiótico tenía la característica de matar a muchos de esos animáculos causantes de las enfermedades, con este descubrimiento se logró salvar la vida de millones de personas.

De esta forma comenzó la revolución en la medicina, y se dio origen a la farmacéutica como ciencia; porque desde ese entonces la gente empezó a relacionar la cura de una enfermedad con un "medicamento".

La enfermedad se define como un proceso, una secuencia de características y síntomas, que causan deterioro en salud física y mental del afectado. Las causas de las enfermedades pueden ser endógenas (a nivel genético) o exógenas (causadas por el medio ambiente). Hoy en día estas dos causas están tan ligadas que no se puede decir en qué porcentaje las enfermedades son de causa genética o ambiental.

Sanz Ortiz dice: "Cuando la persona enferma, lo hace de forma integral, no en parcelas ni a plazos. Todos los componentes del ser humano quedan alterados y cada uno de ellos demanda sus propias necesidades. De tal forma que la enfermedad genera síntomas físicos como el dolor y la disnea; síntomas psicoemocionales como miedo, ansiedad, ira, depresión; necesidades espirituales como sentimientos de culpa, de perdón, de paz interior, y demandas sociales como consideración y no abandono."

Con el precedente histórico de la relación entre la cura y la enfermedad, hoy en día, todos los tipos de dolencias se tratan siempre con medicamentos, aun si estos no tienen comprometidos rasgos físicos, como ocurre en las dolencias mentales.

Para medicar a un paciente tiene que haber un diagnóstico médico, el cual se basa en un conjunto de síntomas físicos, solo después de esa evaluación, se puede medicar. Sin embargo, la psiquiatría viola estas reglas médicas y medica enfermedades que no tienen ninguna huella fisiológica, que ni siquiera se conocen a plenitud y que solo son el fruto de la especulación. Hoy en día existe una gran disputa con la psicofarmacia, este debate se da por determinar si las dolencias mentales deberían tratarse o no con medicamentos.

En el desarrollo natural de una enfermedad solo hay dos caminos: la remisión de la enfermedad o la muerte a causa de esta; es decir, te curas o se cronifica y te mueres.

Por ejemplo:

- Un dolor en la garganta se puede complicar con una bronquitis, entonces, te curas de la bronquitis o se complica con una neumonía. Al generarse esta neumonía, solo tiene dos caminos: o te curas de la neumonía o te mueres. Esa es la evolución natural de una enfermedad, en este caso, la neumonía.

Las enfermedades físicas comparten síntomas, características, pero se han preguntado: ¿por qué los obsesivos no comparten las mismas obsesiones o realizan las mismas compulsiones?, es decir, ¿por qué no todos los obsesivos compulsivos tienen los mismos pensamientos obsesivos y los mismos rituales?

Con todos estos argumentos, podemos argumentar que el TOC no es una enfermedad mental propiamente dicha, es una conducta que se puede complicar con otras que sí son enfermedades, algo que se conoce en la medicina como comorbilidad.

Ahora, ¿sigues creyendo que el TOC es una enfermedad?

6. LA FILOSOFÍA DEL TOC

"El hombre empieza a hacer filosofía cuando se cuestiona de la certeza de todo a su alrededor"

¿Cómo se aplica esto al TOC?

El TOC comúnmente aparece en nuestras vidas a la edad de 12 años, donde el afectado empieza a tomar conciencia de su entorno, a descubrir el mundo y a formar una personalidad. En el ingreso a la fase de la pubertad.

Estos pensamientos obsesivos generan mucha ansiedad, pero el obsesivo no comenta acerca de su estado por miedo a la burla y discriminación. A esa edad, en esa fase todo nos apena y avergüenza. Lo cual le genera un gran desconcierto, convirtiendo su vida en un total infierno.

El TOC resulta ser más complejo de lo que cree la psiquiatría y digo que cree, porque el TOC es mucho más de lo que hasta ahora se ha investigado y escrito.

El comportamiento obsesivo compulsivo, pertenece a la categoría de adicciones conductuales, direccionada hacia algún factor desencadenante; por ejemplo la limpieza, la simetría, el orden, la seguridad, la perfección, religión, sexualidad, obesidad, etc.

Al TOC se le ha acusado de ser el causante de otros muchos trastornos, sin embargo, este no tiene nada que ver con los demás. El TOC necesita una razón para aparecer en una persona.

Por ejemplo:

- Muchos creen que el TOC genera ideas en cuanto a la sexualidad de una persona, pero eso no es cierto. Los problemas de identidad sexual y el TOC son dos cosas muy distintas.

  Primero existían las ideas sobre la identidad sexual y luego aparece el TOC al no lograr resolver el conflicto. El motivo para que el TOC aparezca es precisamente la identidad sexual.

- Una persona que se obsesiona con la comida como en el caso de la bulimia, no es más que TOC con el factor desencadenante: obesidad.

7. LAS OBSESIONES

Los tipos de obsesiones en el Trastorno Obsesivo Compulsivo son de dos tipos: las obsesiones puras o naturales y las obsesiones antinaturales.

a) **Las obsesiones puras:** Son las obsesiones comunes, habituales, inherentes al ser humano, solo que llevadas al extremo, por ejemplo:

- La limpieza: Todos los seres humanos nos aseamos, pero esta actividad en un obsesivo compulsivo es llevada al extremo, a la exageración.

- La seguridad: Esta es inherente al ser humano, todos tenemos la necesidad de sentirnos seguros, pero en un obsesivo compulsivo, esto es llevado al extremo.

- La sexualidad: El ser humano es libre de optar la identidad o preferencia sexual que más le agrade. En algún momento la mayoría de las personas ha tenido dudas en cuanto a su preferencia sexual, tal vez desencadenada por un suceso particular, recibir un beso de alguien de su mismo sexo, por ejemplo.

Pero cuando estas dudas sexuales van en contra de nuestras creencias religiosas y sociales, generando excesiva ansiedad puede dar cabida al TOC.

b) **Obsesiones antinaturales:** Se definen así porque su característica principal es producir daño a los demás, por ejemplo:

– Obsesiones suicidas.

– Obsesiones que indican que uno podría producir daño a los demás.

En el TOC siempre existe un sustrato, un desencadenante, por ejemplo:

– Martha siempre ha sufrido de sobrepeso (sustrato), en una ocasión unos compañeros del colegio la insultaron (desencadenante) y eso lastimó mucho a Martha, la cual, desesperada, se odió y quiso ser delgada, aquel pensamiento empezó a convertirse en algo que no lograba sacar de su cabeza (obsesión), fue entonces cuando empezó a vomitar y no podía dejar de hacerlo (compulsión).

– Jacqueline tiene 17 años, creció en una familia muy religiosa (sustrato), en una ocasión paso algo que le cambio la vida, una de sus compañeras del colegio le dio un beso en la boca (desencadenante), aquello altero mucho a Jacqueline, y empezó a dudar de su sexualidad, algo que iba en contra de sus creencias religiosas (obsesión) y no podía dejar de sentirse culpable ni dejar de pensar en ello, lo que la obligó generar ciertas conductas "raras" (compulsión).

- Fernando tiene 14 años, está en el colegio y sufre de un severo acné (sustrato) en el colegio lo molestan a menudo (desencadenante), es algo que lo deprime. Él no quisiera tener acné (obsesión), en un libro leyó que la limpieza del rostro evitaba la aparición de acné; así que ahora se lava 20, 30, 40 veces el rostro (compulsión). En este caso, Fernando tiene acné y también desarrolló el TOC.

Nos damos cuenta que son dos cosas distintas, porque el TOC aparece gracias al sustrato, acné.

En estos ejemplos podemos darnos cuenta que el TOC no es el causante, sino que es una consecuencia. La identidad sexual, el acné, la obesidad, el miedo, etc., son un sustrato para el TOC.

El TOC se caracteriza por la presencia de la obsesión y la compulsión, en cualquier aspecto, por lo tanto, para que exista TOC tiene que haber algo que lo desencadene.

Todos dejamos nuestros autos en el estacionamiento del supermercado, pero no todos somos obsesivos con el miedo de no haber cerrado correctamente la puerta del auto. ¿Por qué a unos les afecta un miedo y a otros no?

La respuesta es el contexto, la situación del obsesivo compulsivo.

Son muy diferentes las obsesiones que tiene la gente de clase alta con la gente pobre, por ejemplo: una persona que viva en un barrio pobre donde no hay servicio de agua potable, jamás podría ser obsesivo compulsivo con la limpieza porque la poca agua que tenga se la toma; pero alguien rico, con una situación económica mejor podría ser obsesivo compulsivo a la compras, a la limpieza, al orden, etc.; porque su situación lo permite. Por lo tanto, las obsesiones también siguen un patrón condicional dependiendo de la situación económica contextual en las personas.

Recuerda siempre que:

- El TOC no es tratable, solo es redireccionable.

- Tú no puedes redirreccionar una neumonía ya que tienes que tratarla.

- "Si no es enfermedad no es tratable, es redireccionable".

La solución para las obsesiones puras o naturales:

La solución a estas obsesiones es: aceptarlas, dominarlas y redireccionarlas, porque nunca desaparecerán.

Podemos buscar siempre alternativas a las obsesiones para que estas sean más llevaderas. Por ejemplo:

- Una persona obsesiva con la seguridad de su casa, nunca podrá dejar de tener esos pensamientos, por lo tanto, los acepta en su vida y busca opciones para sentirse más seguro, como tener una persona que siempre vigile su casa, instalar una nueva alarma, etc.

- Una persona obsesiva con la limpieza, siempre tendrá dudas acerca de su aseo, por lo tanto, primero tiene que aceptarlas, luego buscar alternativas que lo hagan sentirse más confiado, por ejemplo, buscar información médica acerca del correcto aseo.

La búsqueda de alternativas controla la ansiedad y ayuda al dominio de las obsesiones.

La solución para las obsesiones antinaturales:

Una persona que tenga ideas obsesivas de matar a su madre, tiene posiblemente, no podemos asegurarlo sin los exámenes correspondientes, como sustrato alguna rencilla inconsciente no precisamente a su madre, pero es algo que no ha podido superar y que, por lo tanto, se expresa en este tipo de obsesiones.

Estos pensamientos requieren de un análisis profundo al inconsciente, ya que esto no significa que la persona quiera matar a su madre, pero el inconsciente tiene formas peculiares de expresarse.

Lo que tiene que hacer una persona con este tipo de obsesiones, es buscar el origen, buscar en el pasado acontecimientos de los cuales provenga esta obsesión.

Nota: Este tipo de pensamientos nunca se deben interpretar de forma literal, ósea no significa que quien los padezca tenga deseos de agredir, matar, insultar, etc. a nadie. Esos pensamientos solo son una expresión del inconsciente, sino recuerda lo raros y desagradables que son tus sueños a veces convertidos en pesadillas; y el que los sueñes no significa que son reales, tan solo son una expresión del inconsciente.

Por ejemplo:

- José es el segundo hijo de una familia puertorriqueña, su padre era un alcohólico y lo maltrataba mucho, algo que su madre no podía impedir (sustrato).

  Los años pasaron y a la edad de 15 años mientras se alistaba para ir al colegio, escuchó una noticia que lo desconcertó, un adolescente mato a su madre, aquella noticia preocupó mucho a José, y lo hizo aún más, cuando un pensamiento que apareció de la nada, le dijo que él podría matar a su madre (desencadenante), desde ese día no ha podido sacar de su cabeza esa idea (obsesión), lo cual lo obliga a realizar conductas y actos extraños (compulsión).

  Con esto no estamos diciendo que José sea un asesino, sino que es una víctima del sistema, que aquello que le sucedió de niño, algo que él no recuerda, y que vive en su inconsciente, se expresa de esa manera.

  Lo que José tendría que hacer es:

  - Primero, detectar el evento agresivo que tuvo de niño, una vez detectado, tendría que enfrentarse a este, preguntándole a su madre porque no lo defendió cuando su padre lo golpeaba. Por último, José tiene que perdonar, tanto a su madre, como a su padre, al hacer esto ya no hay sustrato que pueda dar origen al TOC. Realizando esta secuencia, José estará libre de rencores y malos recuerdos, los cuales son un sustrato explosivo para el desarrollo de obsesiones antinaturales.

La solución para el dominio del TOC está precisamente en identificar nuestras obsesiones, comprender lo que es realmente el TOC, conocerlo, racionalizarlo, y redireccionarlo (Método CRR). Recuerda que jamás eliminas los pensamientos obsesivos si no le das otro enfoque.

Por ejemplo, muchas anoréxicas/os, pueden presentar obsesión compulsiva, ya que generan rituales obsesivos con respecto a la comida. Al igual que la disformia corporal, quien la padece puede generar conducta obsesiva compulsiva, con respecto a su cuerpo. Además de las características perfeccionistas de estas personas. Por ejemplo, una persona en un momento de estrés en su vida, puede generar TOC.

Una persona con acné puede generar TOC y obsesionarse con este, lavándose inclusive más de treinta veces el rostro, porque piensa que de esa forma evitara el acné. Entonces, existe un sustrato, el acné; existe la tensión, el estrés, y existe un paradigma, la limpieza evita el acné. El obsesivo compulsivo usa esta información de forma extremista, por esa razón, se lava más de treinta veces el rostro. Lo mismo ocurre con la anorexia, bulimia, dismorfía corporal, ludopatía, etc. todas aquellas que tienen la característica del control de los impulsos.

Entonces:

- El acné te puede obligar a ser obsesivo compulsivo con la limpieza facial.

- La anorexia te puede obligar a ser obsesivo compulsivo con el peso.

- La depresión te puede obligar a ser obsesivo con la muerte. Etc.

El TOC nunca se presenta solo, el TOC más que una enfermedad propiamente dicha es un síntoma que se presenta en la vida de una persona. Suele enmascarar patologías más peligrosas.

8. LA IRA

La ira es una emoción causada por nuestra insatisfacción hacia algún desencadenante externo o interno, es una fuerza destructiva capaz de aniquilar la vida de otra persona. Pero acaso: ¿alguien nunca ha sentido ira? Definitivamente todos hemos sentido ira, el motivo no importa, lo que es importante es resaltar lo que hemos hecho con esa ira.

Responde lo siguiente:

- ¿Qué has hecho con aquella ira cuando la has sentido?

- ¿Cómo te has calmado?

- ¿Cómo has hecho para desahogarte?

- ¿Crees que has sabido cómo reaccionar?

- ¿Cómo reaccionas usualmente ante una situación que te molesta?

- ¿Te has arrepentido del comportamiento que tuviste guiado por la ira?

- ¿Cómo reaccionas cuando sientes ira por culpa del TOC?

- ¿Las obsesiones te producen ira?

- ¿Qué emoción te causa la ansiedad?

- ¿Crees que el ritual es un generador de ira?

–   ¿Cómo crees que podrías sacar esa ira acumulada en ti?

Cuando sientes ira, tu racionalidad se bloquea, por eso muchas veces cuando la ira ha pasado te arrepientes de lo que hiciste o dijiste. Si no estás entrenado para dominar tu ira, ella te dominará trayéndote muchos problemas.

Empecemos por decir que lamentablemente no podemos cambiar las circunstancias que te producirán ira, lo que podemos cambiar es tu forma de reaccionar ante ellas. Ten presente que por culpa de la ira, puedes perder todo en la vida hiriendo con palabras o acciones a las personas que más quieres.

Entonces: ¿Cómo reaccionar ante la ira?

Para hacerlo, practica los siguientes pasos en el mismo momento donde sientas la inevitable y fastidiosa ira:

a)   Identifica la causa de tu ira, ¿qué y quién te hacen sentir ira? Reconoce al desencadenante o causante.

b)   Practica una técnica de relajación con la respiración: inspira y expira grandes bocanadas de aire a fin de llenar tus pulmones, para luego botar todo el aire.

c)   Recuerda, cuando estás lleno de ira, no digas ni hagas nada. Porque puede que te arrepientas después. Si puedes, retírate de la situación o deja de ver a la persona que te hace sentir ira en ese momento. Si tienes que decirle algo, hazlo cuando la ira haya disminuido, nunca cuando te encuentres sumergido en ese coctel de emociones.

d) Racionaliza la situación: Piensa en qué o quién desencadena tu ira y como podrías evitar que eso suceda. En este paso, tienes que generar múltiples opciones como para que no vuelvas a sentir esa ira.

e) Enfrenta la situación con asertividad. Luego de que tengas las opciones correspondientes para poder enfrentar este problema o desencadenante de ira, procederás a enfrentar esta situación.

En este proceso, recuerda que tal vez no fue intención de la otra persona el hacerte enojar y tener ira; todos no piensan igual que tú, todos no perciben la situación de la misma forma que tú lo haces, por lo tanto, si alguna persona te hizo enojar con alguna acción, es probable que esta no considere dicha acción como algo que te pueda enojar, por eso usa siempre el pronombre YO. Por ejemplo:

Yo me enoje porque…. en vez de: Me hiciste enojar porque…

Recuerda nunca juzgar, tú te enojas, te deprimes o te alegras porque tú decides hacerlo, al final la decisión de enojarte, deprimirte o reírte es tuya.

"Las situaciones no cambian, pero sí tu forma de percibirlas y de reaccionar ante ellas".

En ocasiones crees que todo te va mal, piensas que las fuerzas superiores han confabulado contra ti para dañarte, pero el único que se daña eres tú mismo. Pregúntate a ti mismo:

− ¿Qué estás haciendo mal?

− ¿Qué eventos han desarrollado el actual problema?

El TOC no tiene la culpa de nada, eres tú quien ha permitido que este haga lo que quiere con tu vida. Eres tú quien ha permitido que el TOC te robe y se apodere de tu vida. El TOC existe y siempre existirá, tú decides si le abres o no la puerta en tu vida.

Por esa razón, siempre, cuando creas que te has equivocado, regresa y pide perdón, no dejes que tu orgullo te separe o aleje de las personas que más quieres, el pedir perdón no te hará menos o más que nadie, te hará sabio y con ello te ganarás el respeto de la otra persona. Pedir perdón te hace asertivo.

RETO Nº 8

1. La visualización, exposición y enfoque

Haremos un ejercicio de visualización y exposición a manera de generar más confianza al momento de enfrentarnos ante alguna obsesión.

Elige el momento más oportuno del día, donde no seas interrumpido por nadie, en donde te sientas más cómodo. Puedes tener la compañía de alguien o estar solo.

PASOS A SEGUIR

Paso Nº 1:

- Cierra los ojos, imagina que tienes en frente tuyo una pantalla, y en ella alguna escena obsesiva. Por ejemplo, visualízate en una experiencia pasada, imagina la última vez que pasaste una hora lavándote las manos de forma obsesiva. Imagínate en algún momento del día cuando estuviste desarrollando algún ritual como si te observaras. Imagina ese momento, visualiza en la pantalla, revive las emociones que sentiste en ese preciso momento, visualiza todo aquello en la pantalla.

- Respira pausadamente, siente cómo tus pulmones se inflan de aire y luego bota ese aire y vuelve a respirar a bocanadas.

- Piensa en las emociones que sentiste al visualizarte en esa pantalla, menciónalas en tu mente. Ahora piensa en:

  - ¿Cómo reaccionaste ante esas emociones?

- ¿Que provocó esas emociones?

- ¿Qué te hicieron hacer esas emociones?

Por ejemplo:

– Fernando visualiza en la pantalla la última vez que no pudo salir del baño en horas, porque no dejaba de asearse. Visualizó la imagen suya en el baño, revivió las emociones que sentía (miedo, tristeza, ansiedad, ira, impotencia) él quería salir del baño, quería dejar de ritualizar, pero no podía, era como si una fuerza extraña lo llenaba de miedo. Esas emociones fueron causadas porque en la mañana había tocado algo altamente sucio y se sentía muy sucio, lo cual le provocó sensaciones de ansiedad por estar limpio, pero no llegaba a convencerse que después de asearse veinte veces estaba correctamente limpio. Su reacción ante la ansiedad era más descontrolada que el mismo hecho que lo desencadenó (tocar el elemento altamente contaminado). En la pantalla recreó los detalles, su baño, la ducha, el color del jaboncillo. La sensación del agua, rozando su piel.

– Congela la imagen que has generado en tu mente, de seguro la vez muy grande, ve reduciéndola, como si la fueras alejando de tu vida. Ve disipando las emociones que reviviste. Aléjala más y más, hasta que desaparezca.

– Visualiza de nuevo la pantalla, ahora está en blanco, no hay nada en ella, entonces, quiero que ahora imagines cómo quisieras que sea tu aseo, imagínate sin realizar rituales, imagínate la misma escena, la misma situación pero como hubieras querido que sea, imagina las emociones que sentirías si realizas el ritual de esa manera. Por ejemplo:

- Fernando se observa entrando al baño, se quita la ropa, se asea pausadamente, disfruta del agua, hasta canta cuando lo hace. Luego apaga la ducha y se seca. Se siente fresco, limpio, alegre, lleno de paz y tranquilidad. Se observa, se siente muy bien porque no ritualizó, ya que no es necesario. Se siente realmente feliz después de no haber perdido tanto tiempo realizando rituales.

- En la imagen te has visto feliz sin la necesidad de hacer rituales, entonces, pregúntate ¿en verdad es necesario realizar rituales para sentirte seguro o feliz? Efectivamente, en verdad no hace falta, no es necesario.

- Plantéate un reto, colócale fecha, que tu objetivo sea que para tal fecha, tu ritual de limpieza será como el que visualizaste.

- Cumple tu compromiso.

- Hazlo ahora mismo.

PRÁCTICA Nº 8

TÉCNICA PNL PARA MEJORAR TU AUTOESTIMA

Esta técnica se basa en recrear imágenes mentales superiores a la realidad. A veces necesitamos que nos reconozcan como personas excelentes.

¿Cuál es el objetivo de esta técnica?

Es poder mejorar tu propia autoestima, quererte más modificando el estado de baja autoestima y transformándolo en un estado de mayor confianza.

¿Qué necesitas para practicar esta técnica?

- Tienes que estar en un sitio tranquilo sin interrupciones.

- Necesitas invertir al menos unos 15 – 20 minutos de tiempo, la repetición es la clave, al menos practícalo tres veces a la semana, hasta que así lo requieras.

- Puedes practicarla solo o en compañía de alguien de tu confianza.

PASOS A SEGUIR

Paso Nº 1

- Siéntate o recuéstate cómodamente, cierra los ojos y respira profundamente. Recorre mentalmente tu cuerpo, visualiza tu cuerpo completamente relajado, comienza por los pies y termina en la cabeza.

Paso Nº 2

–   Imagínate un gran salón de eventos con muchas luces, lleno de gente distinguida vestida de manera elegante, es una fiesta en tu honor. Hay mesas muy elegantemente arregladas, se escucha una música muy agradable. El lugar está ambientado con decoraciones propias a la situación.

–   Los invitados aún no pueden verte, ya que te encuentras en una habitación aparte, esperando hacer tu aparición triunfal.

–   Te encuentras frente a una puerta muy grande, hermosa y brillante, hecha de caoba. Inhalas una bocanada de aire e ingresas al gran salón cruzando la gran puerta de caoba.

–   En ese momento, los invitados se levantan de sus asientos, están emocionados y comienzan aplaudirte y a elogiarte mientras tú vas caminando hacia el escenario donde van homenajearte dándote un premio, una estatuilla de oro.

–   En los invitados que te ovacionan, están tus familiares, amigos e inclusive la gente del pasado que no te haya tratado bien.

–   Imagínate en el escenario dando un discurso sobre tus objetivos en la vida, cuando terminas, el público se levanta y te dedica un largo y caluroso aplauso.

Luego te diriges hacia el público, de inmediato las personas más importantes para ti, te saludan, te dan la mano, te dan palmadas en la espalda. Respira profundamente y concéntrate en las sensaciones de satisfacción de celebración, de gozo, por un instante. Tienes que sentir las emociones de esa visualización y traerlas al mundo real.

- Ha llegado la hora de abrir los ojos, para ello, empieza moviendo los pies, luego las piernas, después la cintura, luego las manos, el vientre y la cabeza. Respira profundamente y abre los ojos.

Paso Nº 3

- Comprueba tu nuevo estado de poder, al cabo de practicar la técnica varias veces en el tiempo, responde las siguientes preguntas:

  - ¿Cómo te sientes cada vez que practicas la técnica?

  - ¿Te sientes importante?

  - ¿Te sientes apreciado, valorado?

Al menos repite esta técnica tres veces a la semana. Hasta que ya no consideres necesario hacerlo.

Es una técnica poderosa y efectiva, que actúa por repetición. Los resultados serán que lograrás mejorar tus autoestima, además que podrás desenvolverte con mayor seguridad en todos los aspectos de tu vida.

PASO Nº 9

PLANEA TU VIDA

Empezaremos este paso con las siguientes preguntas:

- ¿Sabes lo que harás el día de mañana?

- ¿Sabes lo que harás la próxima semana?

- ¿Sabes lo que harás los próximos meses?

- ¿Sabes lo que harás los próximos años?

Pensar en todo ello te debe parecer tedioso y estresante, de seguro pensarás: "pero para qué pensar en ello, ya lo haré cuando llegue el momento adecuado".

Pero esto no es así, imagínate que no sepas preparar un pastel y no tengas ninguna receta a la mano, de seguro ese pastel no será del todo rico. Tener un plan de vida es tener una receta, un manual, una estructura que si bien puede cambiar, y tener variantes, ya es una guía.

Entonces: ¿Cómo colabora tener un plan de vida con el manejo del TOC?

Pues imagínate lo siguiente:

- José está en la universidad, cursa el segundo año en la carrera de ingeniera industrial, todos los días asiste puntual a sus labores en la universidad, porque tiene un proyecto de investigación, biodegradación de productos industriales, y necesita recopilar toda la información al respecto. Cuando termine la universidad piensa formar una industria en productos comestibles.

José ya tiene un programa de vida a corto plazo, tiene planes y metas. Imagínense entonces a José realizando rituales obsesivos de limpieza que le demoren tanto que llegue tarde a sus labores en la universidad, lo más seguro es que no pueda realizarlos porque la intención de sus planes es mayor que a la necesidad de hacer rituales obsesivos; sus metas imperan más, porque su enfoque esta en lograr esas metas, por lo tanto, se sentirá obligado a racionalizar sus obsesiones a fin de que sean cortas porque perjudica sus planes de vida.

Tener un plan de vida abre tus ojos a que el TOC no acabe dentro de esta, eso es algo que el inconsciente lo toma como una orden implícita: "El TOC no tiene cabida en tu vida".

Hacer un plan de vida y seguirlo implica decirle al inconsciente: el TOC no debe estar en tu vida; de esa manera mandamos mensajes a la mente, que se convierten en órdenes.

Si vas a obsesionarte con algo, obsesiónate con tus metas. Eso se puede hacer, es cuestión de una rigurosa disciplina.

Imagínate, por ejemplo, un caso contrario al anterior:

- Fernando estudia en la universidad, no se siente contento estudiando la carrera que eligió, solo asiste porque lo obligan hacerlo, porque la presión de sus padres es mucha.

Como a Fernando nunca le interesó la carrera que actualmente estudia, no le importa llegar tarde o temprano a clases, entonces, esa aptitud esa es una licencia para el TOC y para que ocupe un lugar en su vida, porque Fernando dispone de todo lo que el TOC necesita para apoderarse de su vida, él dispone de tiempo.

"En una mente ocupada no hay espacio para obsesiones" Recuérdalo siempre.

Para organizar tu plan de vida y tus metas, es requisito indispensable que hagas lo que te gusta, si ahora estás haciendo algo que no te gusta, recurre a tu lista de cosas que te apasionan y persigue tus sueños. La vida es muy corta, es tu felicidad la que está en juego. Tú no eres un fracasado por darte cuenta tal vez un poco tarde de lo que en verdad amas hacer, serías un fracaso sino luchas por lo que quieres en esta vida.

1. SER OBSESIVO COMPULSIVO, ¿SER UN GENIO?

El ser obsesivo significa enfocar la atención en algo, de forma imperturbable. Hasta ahora has sido obsesivo con cosas improductivas, pero imagínate:

–   ¿Qué sucedería si fueras obsesivo con cosas productivas?

Si en vez de pensar todo el día en rituales de limpieza, purificación de pensamientos, ideas de agresión, sobre muerte, sexuales, tuvieras obsesiones con proyectos, objetivos y metas.

Seguramente piensas que esto es imposible, que si pudieras hacer eso, no la pasarías tan mal como la pasas hoy en día, sino que te convertirías en un verdadero genio.

El poder enfocar tu atención en cosas productivas es poder redireccionar tu obsesión a cosas útiles. Esto es posible, solo requiere disciplina; después de dominar tus pensamientos, puedes volverlos a tu favor y podrás ser obsesivo con lo que quieras.

¡Tú puedes lograr lo que quieras!

Hasta ahora hemos seguido los pasos del método CRR (conocimiento, racionalización y redirección).

La redirección precisamente se refiere a que después de dominar esos pensamientos obsesivos con el conocimiento y la racionalización, tienes que enfocar esa capacidad de obsesionarte con las cosas o actividades en algo distinto.

Imagina que tu capacidad actual de ritualizar es una energía, si tratamos de frenarla se acumulará y necesitará un escape, entonces, con la redirección le damos el escape a esa energía obsesiva.

En la vida existen y existirán muchas situaciones que te mortificarán, tienes que saber identificarlas, conocer de dónde vienen, racionalizarlas, pensar cómo solucionarlas y luego redireccionarlas.

Por esa razón, de hoy en adelante, obsesiónate con tus deseos, con tus metas; piensa en lo que quieres, arma el plano de tu vida, y si tienes que ser obsesivo en algo, hazlo con las cosas que deseas, con las cosas productivas, con lo que retribuye, lo que te hace crecer, lo que es productivo para ti.

Los seres humanos cometemos el error de ser víctimas de nosotros mismos, pasamos toda nuestra vida lamentándonos, pensando en lo que pudo o no haber ocurrido; pero si usáramos esa energía para pensar en cómo solucionar nuestros problemas actuales, ganaríamos el doble.

Los seres humanos siempre generamos rituales porque el hacerlo nos evita estar la mayor parte del tiempo pensando, los hábitos nos ahorran el trabajo de pensar cada vez que se presenta alguna situación, por ello actuamos la mayor parte del tiempo de forma inconsciente.

Cuando quieres generar rituales productivos en tu vida, solo tienes que sistematizar tu vida, por ejemplo, existe mucha gente que desea hacer ejercicio y se matricula en un gimnasio, al cual solo va cuando recuerda hacerlo; con esa actitud no logra nada, porque si en verdad quiere lograr su objetivo, bajar de peso, tiene que sistematizar esa acción, es decir, generar un hábito o mejor aún, un ritual con respecto a esa acción. Para hacerlo, tendrás que ir cuatro veces a la semana a la misma hora, los cuatros días escogidos. De esa forma se genera un ritual y se implanta en la mente, de esa forma la mente no tiene que pensar que hará el día de hoy, porque ya lo tiene, solo actúa.

"Realiza esta acción por dos semanas y se convertirá en un ritual en ti".

Si deseas no pensar de nuevo a lo largo de tu vida, solo crea rituales y evitarás pensar después. Recuerda que la gente exitosa tiene hábitos exitosos, que la gente sin TOC tiene hábitos donde no está el TOC.

Tus hábitos son los que determinan tu futuro. Si aún no logras dominar el TOC pregúntate que hábitos tienes con respecto al TOC. ¿Son los adecuados?

Los hábitos que tienes ahora, determinarán tu futuro, porque esos mismos hábitos que tienes ahora, serán los mismos que tendrás de aquí a un mes, un año, dos, o toda tu vida. Esto sucederá si es que ahora no decides cambiar tus rituales.

No puedes eliminar tus hábitos, sino que tienes que reemplazarlos, cambiar los antiguos hábitos y colocar nuevos, por esa razón, remodela tus hábitos y modifica lo que quieras cambiar.

Si deseas dominar el TOC, tienes que cambiar tus hábitos con respecto al TOC. Hasta ahora solo has improvisado, el TOC te ha obligado a generar rituales errados y al azar, sin pensar en ellos. Por eso, de ahora en adelante prestarás atención a los rituales que generas.

El obsesivo compulsivo es un genio en potencia. Tiene una cualidad fantástica para ser un genio, la capacidad de obsesionarse con las cosas. Tal y como le sucedió a muchos de los genios de la antigüedad.

Recuerda lo siguiente: Desea lo que quieras y vive como si ya lo tuvieras…

2. EL PATRÓN RECURRENTE DE TODAS LAS MOLESTIAS MENTALES

La mayoría de molestias mentales sigue un patrón recurrente, observaremos el TOC, a continuación:

- El TOC, al inicio empieza con una idea de características paranoides, por ejemplo, aparecen los siguientes pensamientos: Mis manos no están tan limpias y ¿si me enfermo?, ¿si alguien muere?, ¿yo sería el culpable?

  Esas ideas paranoides se posicionan en la mente y es muy difícil sacarlas de ahí e ignorarlas, entonces es cuando esas ideas se convierten en obsesión.

Luego aparece una conducta psicótica, porque a partir de la idea obsesiva la persona empieza a lavarse obsesivamente las manos, sin racionalizar su conducta y cree que hacerlo tantas veces es lo correcto. Después el obsesivo hace una racionalización poco profunda y se da cuenta que lavarse las manos con tal obsesión y número de veces es insulso. Es entonces cuando la conducta psicótica pasa a ser una neurosis, porque el obsesivo se da cuenta que no es tan necesario lavarse las manos con tal obsesión, sin embargo, no deja tener esa conducta, es cuando esta conducta pasa a ser una perversión, es decir, que sabemos que el aseo exagerado de las manos no es saludable, pero no dejamos de tener esa conducta y la llevamos a cabo porque se ha generado una conducta adictiva.

3. CREA TUS OPCIONES

El motivo del porqué sientes ansiedad ante el TOC es que te sientes indefenso ante él, porque sientes que no tienes opciones para enfrentarlo.

A lo largo de este libro te he dado una caja de herramientas para que puedas hacerle frente. El tener opciones te hace sentir confiado y seguro de que puedes enfrentar dicha situación.

El miedo a lo desconocido es el causante de nuestra ansiedad, pero cuando tenemos opciones para enfrentar ese miedo, el miedo se hace menor.

Por ejemplo:

- Giancarlo teme ir en bote sobre el agua porque siente que se ahogará, su temor es tan grande que cada vez que está cerca al agua siente un pánico angustiante.

El miedo siempre estará presente, Giancarlo siempre sentirá miedo de ahogarse, entonces: ¿cómo podría generar opciones para enfrentar ese miedo?

El buscar opciones para enfrentar el miedo, para Giancarlo significa que al subirse a un bote o estar cerca del agua, lleve un chaleco salvavidas y que, además, aprenda a nadar. Entonces, de esa forma, cada vez que se suba a un bote o que este cerca al agua se sentirá seguro porque aprendió dos buenas opciones para combatir ese miedo. Pueden haber más opciones, solo hay que buscarlas.

Otro ejemplo:

- Jesús tiene miedo de contaminarse o de contaminar a otra persona, si no se asea correctamente; entonces, para enfrentar ese miedo, él busca información en los libros de medicina acerca del aseo correcto y se entera que la limpieza excesiva puede traer enfermedades más graves que la misma suciedad. Al obtener conocimiento, racionaliza su limpieza. Jesús aproximadamente se asea cuarenta veces al día las manos, pero por realizar esta acción, tiene las manos resecas y resquebrajadas. Entonces, concluye que esa acción no es correcta; por eso racionaliza el hecho, empieza a crear opciones, a pensar:

¿Qué es lo peor que podría pasar si no me aseo bien las manos? Bueno, tendré una enfermedad.

¿Qué pasara si me enfermo?

Bueno, tengo que acudir al médico para que me sane.

Determinamos que si nos enfermamos, iremos al médico y nos curaremos, entonces, no hay porque tenerle miedo, simplemente crea tus opciones; una de ellas puede ser tener el número telefónico de un buen médico en caso enfermes por no asearte muchas veces

RETO Nº 9

1. Practicaremos un pequeño ejercicio, lo llamaremos: "Un día perfecto", para esto quiero que visualices un día perfecto en tu vida actual.

Comencemos:

Pasos Nº 1:

– Imagina una pantalla de cine, colócala en frente tuyo en lo alto; ahora visualizarás en esa misma pantalla un día perfecto en tu vida. Imagínate un día sin rituales; serás detallista al hacerlo, lo imaginarás desde que te levantas, vas a la ducha, tomas desayuno, sales de casa, etc. Tienes que imaginar todos los detalles de ese día perfecto sin rituales. Matiza además ese día fantástico con las emociones que sentirías teniendo ese día, ¿te sientes bien imaginándolo?

Ese día será perfecto, añádale más detalles y sucesos; imagina todo lo que podrías lograr si no tuvieras que perder tanto tiempo en rituales o pensando esas obsesiones.

Te presento el siguiente testimonio:

• Me llamo Martin, el día de hoy me levanté a las seis de la mañana, baje de la cama, no tuve ningún miedo, ningún pensamiento obsesivo ni idea catastrófica vino a mi cabeza. Camino hacia la ventana, la toco con mis manos y abro sin ningún miedo, afuera hay un día fabuloso. Luego me dirijo al baño, pero antes enciendo la música, coloco la canción que más me gusta, ¡Esa música sí que me sube el ánimo!, me repito.

Me ducho cantando mi canción preferida, siento el agua que recorre mi piel, me siento limpio y fresco, no hay en mi mente ningún pensamiento obsesivo en la limpieza.

Al terminar de ducharme, busco mi ropa, no viene ningún ritual, ni obsesión a mi cabeza, ¡Qué bien se siente no tener obsesiones!, me digo. Me coloco la ropa sin seguir ninguna rutina, sin ninguna numeración, sin ningún temor, me siento realmente libre. Luego me observo en el espejo, me veo realmente bien, mi expresión es muy risueña.

Al terminar mi aseo personal, bajo a saludar a mi mamá, ella está en la cocina, luce muy linda hoy; la saludo con un beso y le ayudo a terminar de preparar el desayuno, toco los objetos sin ningún pensamiento alertante, me siento realmente bien ayudándola.

Al poco rato viene mi papá, luce calmado, le pregunto qué hará el día de hoy, me dice que conversará con algunos inversionistas para potenciar su empresa. Yo le digo que le ira muy bien.

Papá me pregunta cómo voy en la universidad, le digo que los cursos son algo complejos, pero que los aprobaré con muy buenas calificaciones, él me dice que siga adelante y que yo puedo hacerlo. Antes de marcharse, yo le sonrío y le observo mientras cruza la puerta.

Antes de ir a la universidad, ayudo a mamá a limpiar la cocina. Luego le doy un beso en la mejilla y me marcho.

Me dirijo al bus sin ningún temor, no tengo miedo de tocar los pasamanos de esta. No tengo miedo al rozar con las demás personas, me siento relajado y confiado; entonces, comienzo a pensar en el proyecto que tengo en mente y que quiero llevarlo a cabo; pero necesito que la universidad me lo apruebe. Es un proyecto que mejorará la vida de muchas personas, se trata de unas algas capaces de purificar el agua salada y convertirla en bebible para el ser humano. Es una idea que se me ocurrió y que me gustaría llevarla a cabo, ya tengo elaborado el proyecto y el día de hoy lo presentaré a la facultad de biología. Yo curso el cuarto año en la carrera profesional de biología.

Ya tengo que bajarme del autobús, camino algo presuroso, entro a la universidad, encuentro a mis amigos, sentados en las bancas de la parte de afuera, los saludo, entre ellos se encuentra Camila, la chica que me gusta. La observo, es tan linda en verdad, desde la primera vez que la vi me gustó y el día de hoy le diré que me gusta.

Ingresamos a clases, presté atención a ellas, ningún pensamiento vino a interrumpirme.

Al finalizar, me acerque a mi profesor de biología molecular y le hable sobre mi proyecto, después de terminar de leerlo, mi miró sorprendido y me dijo que él mismo me ayudaría a sacarlo a flote y que de seguro la universidad lo aprobaría y financiaría. Eso me hizo sentir muy bien, amaba la carrera que estudiaba.

Cuando salía de clase, miré a Camila, estaba sola, como mirando al horizonte, me acerqué a ella y le pregunté cómo se encontraba. Ella me dijo que muy bien, entonces fue en ese momento donde le pregunté si quería salir conmigo, ir al cine en la tarde, ella me miró algo sorprendida, me sonrió y me dijo que sí.

Este día definitivamente era increíble: mi proyecto estaba a flote y tenía una cita con la chica más linda del mundo, el día era perfecto, porque en la noche, cuando la vea le pediré que sea mi novia.

A la una de la tarde volví a casa, mamá me esperaba con el almuerzo, está realmente rico, ella preparó mi comida preferida.

Me dirigí a mi habitación, descansé un poco porque en la tarde tenía que ir al cine con Camila, esa idea me gustaba, ansiaba que la hora llegue.

A la hora pactada, fui a recoger a Camila, no tenía ningún miedo encima, me sentía confiado y feliz, a lo largo del día no había tenido ningún pensamiento obsesivo ni realizado ningún ritual obsesivo.

La película estuvo muy buena, ambos la disfrutamos, cuando acompañe a Camila a casa, le pedí que me diera un momento porque tenía que decirle algo muy importante, en ese momento, le dije que siempre me había gustado y que quería que sea mi enamorada. Ella no me respondió, solo se acercó a mí y me beso en los labios. Creo que ese beso dijo más que muchas palabras.

Me marcho a casa, cantando, estoy feliz, voy por la calle sin ningún ritual en mente, sin ninguna obsesión molestándome, solo pienso en mis proyectos, en mi futuro, en que tengo a mis padres vivos y me aman, en que estudio una carrera que me gusta, en que hoy día fue perfecto.

Llego a casa, subo a mi habitación, realizo algunas tareas pendientes, antes de acostarme, voy al baño, no realizo ningún ritual, me siento muy bien. Me aseo los dientes, sin contar el número de cepilladas. Luego me coloco mi pijama y me duermo, antes de dormir pienso en Camila y en que es mi enamorada.

Este es un ejemplo de lo que puedes imaginar. En tu caso tienes que adaptarlo a tu situación actual, a lo que quieras alcanzar.

Puedes imaginar y planear tu día perfecto como tú desees, recuerda que solo de ti depende que se vuelva real ya que para lograrlo, solo necesitas la voluntad y planeación; después de que tengas tu día planeado, tienes que dar las opciones para que ese día ocurra como lo has planeado.

Por ejemplo, si te imaginaste recibiendo un ascenso en tu trabajo, tienes que plantear las opciones de cómo podrías recibir ese ascenso, ¿qué tendrías que hacer para recibir ese ascenso?, cuando tengas la respuesta o respuestas, procede a llevarlas a cabo.

Recuerda siempre que para lograr lo que te propones solo necesitas luchar por lo que quieras, ¡nunca te detengas!, que el TOC no sea un impedimento para lograr todo lo que quieres. ¡Si yo pude hacerlo, tú también puedes hacerlo!

Después de imaginar tu día perfecto, imagina tu futuro perfecto, respondiéndote:

- ¿Qué hay en tu futuro perfecto?

- ¿Qué te gustaría tener?

- ¿Qué te gustaría lograr?

Luego que tengas tu futuro visualizado, quiero que imagines tus metas cumplidas, todos tus objetivos realizados y siente las emociones que sentirías al lograrlo, y cada vez que aparezca un problema en tu vida, te sientas deprimido sin ganas de seguir, piensa en esos proyectos, piensa en que todo lo que te sucede en la vida ahora es útil para que logres esos objetivos.

Ahora, no basta con tener presente los objetivos, sino que tienes que colocarle fecha a esos objetivos, ponle un número, por ejemplo:

- Para el 30 de enero habré logrado….

- Para el 01 de diciembre ya tendré mí…

- Para el 03 de enero ya estaré en…

Tú tienes que completar los espacios con tus deseos, metas y sueños.

Los objetivos sin fecha no sirven de nada, porque colocarle una fecha es como mandarle una orden al inconsciente y decirle tienes que hacer esto para tal fecha; entonces, esta empieza analizar las alternativas para lograrlo.

Por esta razón, cuando pienses en tus objetivos, se detallista con ellos, nutre tu inconsciente con detalles, porque cuando lo haces, le das más información para que pueda lograrlo.

Tus objetivos tienen que tener fecha, por lo tanto, tu objetivo para vencer cada una de tus rituales y obsesiones tiene que tener fecha.

Recuerda siempre sentirte seguro de ti mismo, la gente lo primero que hace al levantarse es pensar: ¿Cómo me irá hoy?, en vez de decirse a sí mismo, de forma contundente y segura: Hoy me irá bien. No tienes que dudar de ti mismo, tienes que estar seguro de tus propias capacidades. No pienses en lo peor que podría pasar si haces esto o aquello, sino piensa en lo mejor.

Entonces, cuando tu plan de vida a mañana, dentro de un mes y al año haya sido elaborado, sigue tu plan de vida. Usa imágenes, si deseas usa revistas, estimula tus campos de comunicación, escríbelos y colócale imágenes, recortes de revistas (estimula el canal visual), léelos en voz alta (estimula tu canal auditivo) e imagina y siente que ya lo has logrado, siente la felicidad (estimula el campo kinestésico)

Cuando estimulas todos los niveles comunicativos, la información queda marcada en tu mente y el inconsciente la toma como una orden.

Recuerda lo siguiente siempre:

- Busca tus habilidades.

- Encuentra tus habilidades.

- Desarrolla tus habilidades.

- Valórate a ti y los demás.

- Ten claro siempre tu propósito en la vida.

- No tengas temor a equivocarte.

El poder para lograr todos tus propósitos esta solo en ti.

PRÁCTICA Nº 9

TÉCNICA PNL – FUERZA DE PODER

La inseguridad, el miedo, la falta de confianza y la baja autoestima minan tu fuerza interna. Esta práctica te ayudará a recuperarla y adquirir seguridad en situaciones que te producen mucho miedo, estrés y ansiedad. Definitivamente te ayudará a mejorar tu autoestima.

¿Qué necesitas para aplicar esta técnica?

- Estar en lugar amplio, tranquilo y sin interrupciones.

- Necesitas invertir al menos unos 20 minutos de tiempo.

- Puedes practicar esta técnica con la frecuencia que desees.

- Necesitas algún objeto que sirva como referencia o indicador puede ser una alfombra pequeña o una hoja de papel.

En esta práctica caminarás, así que el espacio tendrá que ser amplio.

PASOS A SEGUIR

Paso Nº 1

- Identifica la situación que te genera inseguridad, temor, un estado de ansiedad.

- Indúcete ese estado de temor, experiméntalo en tu mente con imágenes, sonidos y sensaciones.

- ¿Qué sientes al visualizar ese estado?

- ¿En qué lugar ocurre?

- ¿Qué imágenes vienen a tu mente?

- ¿En qué parte de tu cuerpo sientes ese estado?

- ¿Existe algún sonido? ¿Cuál es?

Trata de ser detallista en los aspectos de tu visualización. Respira profundamente, inhala y luego exhala.

Paso N° 2

- Ahora asocia un lugar físico con esa situación que te genera angustia, temor o inseguridad.

- Coloca el papel o alfombra en algún sitio que elijas, en ese lugar está la situación problemática. Luego colócate en ese lugar y siente lo que sucede ahí. ¿Qué es lo que sientes en ese lugar? Respira profundamente y sal de ahí.

Paso N° 3

- Piensa en una situación en que tenías el recurso poderoso, por ejemplo, una situación en la que te sentías totalmente seguro o segura de ti mismo; un estado de tal seguridad, confianza, poder; experiméntala con toda intensidad.

- Induce todo tipo de imágenes, sensaciones, sonidos, revive esa experiencia de la manera más completa posible, respira profundamente, disfruta porque es en definitiva tu estado de poder.

Paso N° 4

- Comienza a caminar con una postura erguida, mirando al frente confiando en tu cuerpo, de que va a dar los pasos correctos.

- Respira profundamente y camina a paso firme, sigue caminando, sin entrar a la zona del papel o alfombra.

Paso N° 5

- Sigue caminando y desarrolla esos buenos sentimientos, sigue en la actitud de seguridad y confianza. Cuando te sientas listo o lista en un estado poderoso, de sentir la seguridad de que estás imparable; entonces, es ahí cuando pasas por el sitio del papel o alfombra y lo pisas. Respira profundo y sigue tu camino, pasa varias veces y vuelve a pisar esa zona, con ese mismo paso firme y seguro, con esa misma sensación de poder. Realiza esto varias veces.

Paso N° 6

- Una vez sientas que puedes efectivamente sostener este estado de seguridad, y de poder, precisamente con ese poder te paras en la alfombra o papel, quédate unos segundos manteniendo tú misma postura de poder.

- Ahora retírate de la alfombra o papel, de ahí camina y vuelve a quedarte unos instantes en ese sitio

Paso N° 7

- Camina nuevamente y cruza por el espacio de la alfombra o papel un par de veces más.

- Has una comprobación, asegúrate de que la sensación de seguridad, de poder, esté presente. Si llegas a sentir que subsiste la sensación de inseguridad o de miedo luego de aplicar esta técnica, es probable que necesites tener una referencia más motivadora, entonces, vuelve al PASO N° 3, debes buscar en tus registros internos alguna situación donde te sentías más poderoso/a o confiado/a que la que habías elegido antes, o bien, debes revivirla de manera más completa y de forma asociada, es decir, tú mismo reviviendo la experiencia mentalmente de manera completa y asociada, como viviéndola en carne propia.

PASO Nº 10

FIRMA TU COMPROMISO

El firmar un compromiso significa tener determinación, confianza, metas claras y estar dispuestos hacer todo para lograrlo.

Tu objetivo ahora es dominar el TOC y que este no interfiera en tu vida, entonces, todo lo que hagas ahora contribuye a que lo logre.

Tienes que comprometerte a lograr que el TOC no te quite más horas de sueño, de alegría con tu familia, amigos, etc.

Tienes que prometerte a sonreír todos los días, decirte que las cosas están bien y que eres feliz aunque no lo seas, porque así programas tu mente para estarlo y te darás cuenta que resulta, pues, al poco tiempo te sentirás alegre.

Entonces, por qué mandarse mensajes negativos que me hacen dudar como:

- ¿Y qué pasaría si...?

- ¿Estoy en verdad...?

- ¿Seguro de eso?

- ¿Lo hare bien?

- ¿En verdad pasaría?

– No confío en mí.

– ¿Por qué me pasa esto a mí?

– Odio todo esto.

Reemplaza esa programación de pensar de forma fatalista y piensa en lo bueno que podría pasar. Piensa POSITIVO.

1. DISTINTOS ENFOQUES PARA LAS CONDUCTAS

En todos los seres humanos hay tendencia al TOC en alguna medida, pero ¿por qué a algunos les afecta más que a otros? Existen dos características que hacen que el TOC se desarrolle más en algunas personas que en otras:

– El desarrollo personal.

– La existencia de alternativas u opciones.

Por ejemplo:

– Imagínense a una niña diagnosticada con Trastorno de hiperactividad con déficit de atención (THDA). Esta niña no puede dejar de moverse, por lo tanto, si tú la atas a una silla, le causarías mucha ansiedad y tristeza, es ahí donde empieza la patología.

Lamentablemente, eso hace la psiquiatría actual, solo ata a los niños. Pero imagínate poder redireccionar esa conducta: aquella niña con Trastorno de hiperactividad con déficit de atención (THDA) que no deja de moverse, en vez de ser atada a una silla o medicada con pastillas que la ceden, podría ser convertida en una gran bailarina, de esa manera la conducta estaría bien redireccionada.

— Imagínate a un cantante tocando en su garaje, a él le encanta tocar la batería; pero su mamá le dice a cada rato que vaya a estudiar o hacer algo más productivo. El seguir el consejo de mamá le producirá mucha ansiedad ya que el querrá siempre tocar la batería, porque no podemos reprimir ese deseo.

Lo que él tiene que hacer es buscar alternativas, por ejemplo; llevar su arte a algo más profundo y profesional, donde pasaría de ser un loco que toca solo en su garaje a un artista profesional tal vez famoso.

Las alternativas u opciones son las que redireccionan las conductas, son las formas en las que las ansiedad es direccionada hacia otro campo.

2. LA FILOSOFÍA EN LA PSIQUIATRÍA

La psiquiatría como ciencia debería apoyarse mucho más en la filosofía y en el análisis psicológico. Algunos psiquiatras no hacen ciencia, solo son técnicos que siguen un manual, que repiten lo que les dijeron los libros, pero que nunca lo razonaron.

La psiquiatría como ciencia, actualmente, está dogmatizada, porque nunca ha hecho filosofía sobre sí misma. Lamentablemente, la farmacéutica la ha dogmatizado porque la industria farmacéutica jamás va a decir que no se necesitan medicamentos para las dolencias mentales.

Hay personas que toman medicamentos de por vida y alguna vez te has preguntado ¿cómo actúan los medicamentos en los genes?

Por ejemplo, en alguien que toma antidepresivos por largos periodos de su vida, es probable que sus hijos irremediablemente necesiten tomar ese mismo medicamento.

Los grandes congresos de psiquiatría solo sirven para adoctrinar médicos, a los cuales les dan impresionantes obsequios, y hasta grandes sumas de dinero por recetar sus fármacos, descritos muchas veces como la panacea (lo que todo lo cura), sin medir las consecuencias irreparables que tienen estos medicamentos en nuestra salud a nivel genético.

Por ejemplo:

–   Alguien que tome hormona tiroidea sin necesitarla, causa que su tiroides deje de funcionar ya que no le hace falta producir esa hormona, porque externamente la estamos suministrando. Lo más grave aún es que los hijos de esa persona, presentarán problemas en la glándula tiroides, porque la genética de su progenitor ha sido modificada.

La gente, lamentablemente, evita pensar y cree que la solución a todo está en los medicamentos, cree que las pastillas son la panacea, lo que todo lo cura. Sin embargo, para el desconcierto de muchos, la solución al TOC no está en la medicación.

3.   ADICTO A LAS EMOCIONES, EL TOC EN EL AMOR

Los adictos a las emociones son los autodestructivos por naturaleza, buscan emociones extremas para sentirse vivos, son los enamorados perpetuos, las víctimas y victimarios insaciables que buscan alimentar su vicio lastimándose y lastimando a sus parejas.

Los adictos a las emociones describen una variante del TOC, por la presencia de rituales en las emociones.

Por ejemplo:

— Todo marchaba muy bien, pero yo no era feliz, necesitaba llorar; necesitaba mi ciclo de caos y tranquilidad, y era mi enamorada la persona ideal para dármelo, al principio la incitaba con palabras, provocaba su ira, su desconcierto, y poco a poco me llevaba al estado que necesitaba, una a discusión por un tema tonto.

Primero me encuentro en el caos y quiero alejarme rápidamente de ella, en los días posteriores empieza mi novela de llanto y dolor, mis rencores antiguos despiertan, siento que me estoy destruyendo, mis fuerzas se agotan, y después de dos días necesito paz, para ello busco una reconciliación con mi enamorada, quiero volver a oír que me declare su amor, que me abrace, solo en ese momento mis fantasmas se marchan y la paz regresa a mí.

Mi ritual de emociones termina, estuve en el infierno y de él pasé al cielo, yo necesito esa dosis de vez en cuando, porque solo así mi vida cobra un sentido, solo así me siento vivo.

Testimonio de Marcos:

El TOC de amor se caracteriza por la presencia de obsesiones respecto a no querer a la pareja o no ser querido por ella. Estas obsesiones dan origen a conductas ritualistas donde se vean involucradas emociones que le hagan sentir la seguridad de querer o ser querido al obsesivo compulsivo.

Tales conductas ritualistas pueden ser por ejemplo:

- Terminar la relación con la pareja a fin de llamar su atención, para que luego se dé una reconciliación embriagante de emociones. Estas rupturas pueden darse periódicamente, con intervalos cortos de tiempo.

- Propiciar discusiones con la pareja de forma seguida, a fin se sumirse al ciclo adicto emocional:

Discusión – Tristeza – Reconciliación – Seguridad de amar o sentirse amado.

El TOC en el amor es una conducta autodestructiva que casi siempre termina lastimando a la pareja o al mismo obsesivo, si no se hace algo inmediatamente.

Existen desencadenantes externos de estos ciclos de TOC de amor, como por ejemplo: la música depresiva donde se toquen temas de amor, películas donde el amor y el engaño sean la trama principal o malos recuerdos aún no olvidados.

El obsesivo recurre a este tipo de desencadenaste en ocasiones de forma inconsciente a fin que le puedan proporcionar las emociones que él necesita.

La "idea de no amar o no ser amado por la pareja sentimental" se convierte en una obsesión, y la compulsión vendría a ser las constantes llamadas de atención que provoca el obsesivo a la pareja, como rupturas, constantes reproches, escenas de celos, etc. Todo esto se da a fin de sentir que ama a la pareja o sentirse amado por esta. En algún momento inicial el obsesivo creó un patrón de conducta donde relacionaba la seguridad de amor, con el ritual de ruptura, discusión, etc.

Por ejemplo:

- Juan padece de TOC de amor, él tiene una pareja por 4 meses, Karla. Juan no se siente querido por Karla y, por eso, siempre busca que ella le declare su amor.

  En algún momento inicial de su relación, ya sea con la pareja actual o alguna anterior, o tal vez en la niñez con sus padres, Juan hizo la relación inconsciente de que discutiendo, causando conflicto entre él y su pareja o con sus padres, estos lo harían sentir querido, dando paso a ese cauce de emociones que él necesita para sentirse amado, por eso: cuando Karla y Juan cumplieron el primer mes de relación, el empezó a creer que ella no lo amaba y por eso ocasionó una discusión con Karla, por algún tema tonto. Dicha discusión causó en él ese coctel de emociones que buscaba, ya que días después ella acudió diciéndole que lo amaba, de esa forma Juan y Karla volvieron a estar juntos.

  El problema de este primer suceso es que Juan inconscientemente hizo la relación de que para que se sienta querido tenía que causar una ruptura con su pareja. Por lo tanto, cada vez que desee esa descarga de emociones recurrirá a esa "estrategia".

El TOC de amor puede complicarse con celopatía o puede ser la causante del TOC.

¿Qué hacer con este tipo de TOC?

Las medidas que se deben tomar en este tipo de TOC son:

- **Primero:** Identificar y conocer las emociones que se buscan tener cuando se propicia alguna discusión. Comunicarle a la pareja la situación y decirle que no se siente amado o amada.

- **Segundo:** Charlar con la pareja a fin de racionalizar esas emociones, es posible que haya una necesidad de afecto que el obsesivo interprete catastróficamente y, por lo tanto, cree que no es querido por su pareja o viceversa.

- **Tercero:** Las conductas se redireccionan solo después de haberse racionalizado, en este caso, por ejemplo: el obsesivo puede enfocar su necesidad emocional en otras actividades. Escribirlas cuando las sienta o buscar momentos para deprimirse; estos momentos deben darse a una hora determinada por un tiempo determinado.

4. ¿POR QUÉ MIS PENSAMIENTOS OBSESIVOS TIENEN QUE SER NEGATIVOS?

"Todas las noches una idea perseguidora aturde mis sueños, me veo matando a mi mamá"

Testimonio Yilmar

¿Acaso no pueden existir pensamientos obsesivos positivos?

Como el que invadió a Thomas Alva Edison cuando se obsesionó con la bombilla eléctrica.

Si Cristóbal Colon no hubiera sido obsesivo en emprender esa travesía, jamás hubiera llegado América.

Si Mozart no hubiese sido obsesivo con sus melodías, o Beethoven. Hoy no podríamos disfrutar de esa espectacular música.

- ¿Por qué no cambiar mi obsesión con la limpieza por el estudio?

- ¿Por qué no cambiar mis obsesiones improductivas por otras productivas?

- ¿Por qué no usar las características obsesivas y compulsivas del TOC a favor mío?

- ¿Por qué no generar rituales productivos para el éxito en la vida personal?

Los obsesivos compulsivos tenemos la facilidad de generar rituales, solo si redireccionamos nuestras conductas podemos crear rituales productivos.

La página web: www.dominiomental.com ha logrado después de muchos años de estudio en las adiciones conductuales, determinar y asegurar que cualquier persona puede elegir sus obsesiones. Lo que se necesita para esto es aplicar el Método CRR que consiste: primero, conocer lo que realmente es el TOC; segundo, racionalizarlo, y por último redireccionarlo.

5. El TOC AGRESIVO, CUANDO LAS IDEAS MATAN

El TOC agresivo se caracteriza por la presencia de pensamientos obsesivos e incontrolables relacionados a la agresión. El obsesivo se ve atacado por ideas de agredir a las personas, de forma verbal o física, tanto a personas cercanas como a desconocidas.

Este tipo de obsesiones se combaten con el método CRR de la siguiente forma:

- **Conocimiento:** La persona tiene que conocer sus obsesiones, definir realmente lo que son y cómo es que se generan en su mente, buscando las causas para su presencia. Tales causas en este tipo de obsesiones pueden ser: insatisfacción personal, familiar, social, conflictos no resueltos, miedos reprimidos, emociones contradictorias. Para culminar esta primera estrategia, el conocedor del TOC tiene que, mediante preguntas, ir analizando la vida del obsesivo, descubriendo las posibles causas.

- **La racionalización:** Consiste en analizar las obsesiones y determinar por qué son ilógicas. Consiste en darle al TOC una causa (que responde a la pregunta: ¿de dónde vienen esos pensamientos?), un motivo (¿por qué vienen esos pensamientos?) y un sentido (¿son lógicos esos pensamientos?).

Una vez encontrada la posible causa, procederemos a analizarla, escribiremos por ejemplo diez razones del porqué no cometeríamos esas agresiones, llegaremos a una conclusión, la cual también será escrita y, por último, firmaremos nuestro propio contrato, donde nos comprometemos a no volver a pensar en esas ideas, ya que en este proceso lo hicimos y llegamos a una conclusión. Por lo tanto, volver a pensar en ellos sería una pérdida de tiempo. Si en caso aparecen nuevas ideas de agresión puede repetirse el procedimiento, sin embargo, no se realizará con los anteriores, me refiero a que si ya racionalicé la idea de agredir a mamá, no volveré a pensar en ello. Pero cuando surjan ideas nuevas de agresión puedo volver a realizar el procedimiento, por ejemplo, si surge la idea de agredir a mis compañeros de universidad. Tenemos que aplicar esta estrategia con los nuevos pensamientos, nunca dos veces con el mismo pensamiento, porque ya nos hemos comprometido a no ceder a este.

- **La redirección:** Consiste en darle un nuevo enfoque a la conducta obsesiva compulsiva, ya que las conductas no se modifican ni anulan, simplemente se "redireccionan", encontrándoles el cauce adecuado y productivo. En palabras más sencillas, consiste en buscar la pasión de la persona y que esta la ponga en práctica cada vez que tenga los pensamientos obsesivos. Por dos finalidades: generar la distracción y generar una actividad productiva.

A continuación tenemos un caso de alguien con pensamientos agresivos y de cómo sus pensamientos desaparecieron.

Caso 1:

- Jorge tiene 22 años, vive en una ciudad costera al sur de Chile, estudia agronomía en la universidad estatal de su ciudad desde hace dos años, aunque siempre quiso tocar guitarra y ser músico.

Desde hace dos años fue diagnosticado por los médicos con TOC y TAG (Trastorno de ansiedad generalizada), por lo tanto, desde hace dos años fue medicado con sertralina (un antidepresivo); sin

271

embargo, las mejorías fueron mínimas, casi nulas.

Jorge tiene TOC agresivo, siempre se ve invadido por pensamientos indeseables del tipo agresivos. Lo que le generaba mucha ansiedad y ataques de pánico, porque ideas e imágenes mentales contradicen su moral.

Él tiene ideas de matar a su familia, ideas suicidas y agresivas contra el mundo, en ocasiones se siente capaz de disparar contra los demás sin alguna razón aparente.

Estos pensamientos no los puede sacar de su cabeza a lo cual responde con una compulsión que consistía en repetir, hasta el cansancio la frase: No lo haré, no lo haré, no lo haré…

Jorge no tenía obsesiones de limpieza, orden u otras, sus pensamientos solo son agresivos.

En cuanto a lo que está estudiando (agronomía) no se sentía tan a gusto, porque no era lo que siempre soñó, él quiso ser siempre músico. Pero se vio obligado socialmente y familiarmente a estudiar esa carrera.

Hace algunos meses, con algunos de sus ahorros pudo comprase una guitarra, con la cual practica en algunas ocasiones cuando el tiempo se lo permite.

- **Primera estrategia: Conocimiento**

   El TOC agresivo es tan solo una manifestación, un reproche de tu inconsciente que necesita sacar esa agresividad que todos tenemos, esas ganas de romper las reglas.

Estas emociones autodestructivas tienen un origen, por ejemplo: en la niñez, cuando nos sentimos reprimidos, inconformes o cuando hacemos algo que no nos gusta o nos molesta. Entonces, ahí aparecen esos pensamientos. Pero tales pensamientos no tienen que ser interpretados de forma literal, ya que solo son formas de expresarse del inconsciente.

Todos tenemos pensamientos agresivos en algún momento, pero ¿por qué a unos les afecta y otros no? La respuesta es porque tenemos un antecedente agresivo, alguna ira reprimida o no estamos conformes con algo, por esa razón, los vemos como algo cierto.

Las ideas solo son ideas y se combaten con ideas, y esos mensajes que te envía tú inconsciente son como metáforas, en verdad no quieres matar a nadie, son como los sueños, se interpretan de forma distinta, metafórica. El inconsciente habla así con nosotros, por eso, la mayoría de veces no entendemos nuestros sueños.

Jorge primero encuentra el supuesto origen de esos pensamientos, él se siente frustrado e inconforme con la carrera que estudia, agronomía, el siempre soñó con ser músico, pero sus padres no lo permitieron, porque la sociedad es así. Porque la gente dice que nadie puede vivir del arte. Esa inconformidad genera en él, ideas agresivas contra el mundo. Al ser estas incompresibles y nuevas en su vida, la situación se agrava aún más, porque siente que está enloqueciendo, sumergiéndolo en cuadros de ansiedad crónicos y en la depresión.

Cuando la aparente causa de estos pensamientos ha sido descubierta, lo siguiente es racionalizar las ideas obsesivas y buscar opciones para redireccionarla.

- **Segunda estrategia: Racionalización**

Las ideas de agresión aparecen por el sentimiento de protesta contra el mundo que no lo deja ser quien quiere ser.

Jorge hará una lista de todas sus ideas agresivas y las irá analizando una a una. El desarrollo de esta estrategia puede demorar, pero solo se hará por única vez.

Jorge tiene por ahora solo dos ideas de agresión: la primera contra su padre y la segunda contra sus compañeros de universidad.

Empezará primero con la idea obsesiva contra su padre, detallará diez razones del porqué esa idea es ilógica, y por qué jamás la llevaría a cabo. Tiene que escribirla a mano y detallarla en papel.

Luego de colocadas las diez razones procederá a dar una conclusión, donde indica que esos pensamientos son la consecuencia del TOC, que no son reales. Luego de la conclusión, hará el contrato, donde se compromete a nunca más volverle a prestar atención a este pensamiento, porque ya lo ha racionalizado, así este le genere mucha ansiedad. Entonces, son tres cosas: escribir diez razones por las que el pensamiento es ilógico, llegar a la conclusión y firmar su contrato.

Una vez terminado con este pensamiento, procederá con el segundo, las ideas agresivas contra sus compañeros de universidad.

El evitar pensar y volver a rumiar las ideas va a causar gran ansiedad, la misma que con el tiempo va desapareciendo, en un primer momento sentirás que es incontrolable, pero conforme pasen los minutos, la ansiedad será menor, hasta desaparecer por completo, una vez logrado esto, considera una batalla ganada para ti. Solo basta una semana de esta práctica para que los pensamientos sean imperceptibles.

La mente humana, nuestro inconsciente, tiene muchas maneras de manifestarse, por ejemplo, cuando un niño necesita amor por parte de sus padres, se enferma porque de esa manera le prestan atención. En un primer momento cuando se enfermó por primera vez, sus padres le prestaron mucha atención y le dieron mucho amor. Y por eso en su mente inconsciente se ha hecho una relación: Enfermedad - atención y amor de mis papás.

Por lo tanto, cada vez que necesite amor, se enferma, obviamente este razonamiento no se hace de forma consciente, sino que opera a nivel inconsciente.

Por eso, cada vez que conscientemente se siente falto de amor, inconscientemente significa una orden que dice: Es hora de enfermar. De esa manera opera el inconsciente.

Nuestra mente se expresa de muchas maneras a fin de llamar tu atención. Tenemos que traducir sus mensajes, esa es la función de la psicología.

- Tercera estrategia: Redirección

  Jorge se encuentra en este momento de vacaciones y dispone de mucho tiempo libre. Por lo tanto, le fueron recomendadas tomar clases de guitarra y música, y que practique con obsesión este fantástico arte. Se le recomendó también que cada vez que los pensamientos ya racionalizados quieran aparecer acuda a practicar la guitarra.

  Esta nueva actividad no será la causa del descuido de sus labores universitarias, ya que por el momento se enfocará en obtener su título universitario.

Todos tenemos estos pensamientos agresivos, el detalle está en cómo los interpretamos. Lamentablemente, los obsesivos lo hacemos catastróficamente. Sin embargo, no son pensamientos reales, solo son el producto del TOC y se irán poco a poco. Los pensamientos solo son pensamientos, no son acciones. Los   pensamientos se combaten con pensamientos

En resumen:

– Primero, Jorge conoció sus obsesiones, luego las racionalizó, escribió diez razones por las que no cometería esas agresiones, llegó a una conclusión para cada una de ellas. Luego firmó su propio contrato, donde se comprometía a no ceder a esos pensamientos. Toda esa información tiene que estar por escrito y será guardada, en especial el contrato que tiene que estar a la vista. Por último, cada vez que quieran aparecer esos pensamientos, como ya los racionalizó, no se permitirá a si mismo volver a pensar en ellos, no cederá ante ellos, los ignorará, recurriendo a tocar la guitarra inmediatamente cada vez que los sienta venir…

Recuerda que si cedes a los pensamientos, los fortaleces. Y seguirán apareciendo, por eso, si te resistes, considera que es un paso y una batalla ganada para ti, en este proceso de dominar tus obsesiones.

6. SOBRE EL ORIGEN

En la recopilación de casos sobre TOC, es muy común que ninguno de los entrevistados recuerde cómo aparecieron en su mente esos primeros pensamientos que los hacían dudar de todo. Sin embargo, todo tiene un desencadenante, hay algo que desencadenó esos pensamientos en un primer momento.

Entonces:

- ¿Por qué temerle a algo que antes no le temías?, y ¿qué genera ese miedo?

- Si antes no recordabas siquiera cuándo te lavabas las manos. ¿Porque ahora esa actividad se ha convertido en un ritual extenuante y estresante?

- ¿Por qué ahora dudas de ti mismo y tus recuerdos? En general ¿por qué dudas de todo?

- ¿Por qué ahora crees que los demás pueden lastimarte, colocarte trampas y engañarte?

- ¿Por qué ahora buscas la perfección en "todo sentido", religioso, social, sexual, verbal, etc.?

- Si antes aparecían esos pensamientos ¿por qué ahora sí, te causan tanta ansiedad.

- ¿De dónde nace la idea de que generando un ritual, algo malo se puede evitar?

Todas estas dudas y miedos mencionados aparecen con el TOC y tienen un factor común: cumplir una aceptación social, es decir, cumplir con los estándares sociales, lo que la sociedad dice que está bien o no.

Nunca recordaremos cómo y cuándo aparecieron esos pensamientos, pero definitivamente existe algo que lo desencadenó, el TOC se va desarrollando poco a poco. Es probable que de niños presentemos características obsesivas pero que pasan inadvertidas hasta que en algún momento salen a flote, causando la ansiedad propia de este.

RETO Nº 10

1. En la siguiente hoja hay un compromiso, coloca tus datos y tenlo siempre presente en tu vida. Llévalo contigo siempre.

    Yo...

    ...... me comprometo a luchar por mis sueños, objetivos y metas.

    De hoy en adelante, nunca más dejaré que el TOC (Trastorno Obsesivo Compulsivo) sea un problema en mi vida.

    Hoy en día soy una persona renovada, con nuevos objetivos. A partir de hoy siempre me sentiré bien conmigo.

    Al terminar de leer este libro, todo en mi vida ha cambiado. Mi perspectiva sobre el mundo y el TOC es diferente y más exacta, porque miro todo con mayor claridad.

    He aprendido que el Trastorno Obsesivo Compulsivo se puede dominar y sé cómo hacerlo, por eso, siempre pondré en práctica todas las herramientas aprendidas aquí y lucharé contra todo por ser feliz.

    Me comprometo:

    - A entender cómo se desarrolla el TOC en mi mente.

    - A racionalizar cada pensamiento y cada ritual.

    - A redireccionar cada uno de mis pensamientos obsesivos y rituales, para convertirlos en conductas productivas.

A partir de hoy empieza para mí una nueva vida donde me comprometo a enfrentarme con el TOC y no permitir nunca más que arruine mi vida.

Este es mi compromiso para ser feliz.

Firma

Nombre:

Fecha: /   /

PRÁCTICA Nº 10

TÉCNICA PNL: CREENCIA Y CONVICCIÓN

Puedes cambiar una creencia utilizando el concepto de ir probando y cambiando las modalidades comunicativas (aspecto visual, auditivo y kinestésico) haciendo una comparación entre las modalidades comunicativas de una creencia firme y sólida y una creencia dudosa.

¿Que necesitas para aplicarla?

- Un sitio tranquilo sin interrupciones.

- Invertir unos 15 minutos aproximadamente.

- Querer transformar algo en lo que creas medianamente, con reservas, es decir, una creencia que tienes en duda, la debes querer transformar en una convicción.

- Para aplicar esta técnica debes comenzar por identificar una creencia sobre la cual tienes duda y otra de la cual te sientas completamente seguro.

Paso Nº 1

- Comienza con pensar en algo sobre lo cual tengas absoluta certeza, algo en lo que crees férreamente, algo sencillo pero certero, algún aspecto personal; por ejemplo, que te llamas Rodrigo Juárez, que naciste en Perú, etc.

- Utilizaremos esta creencia como una referencia en cuanto a sus modalidades, visuales, auditivas y kinestésicas.

Paso N° 2

- Ahora piensa en algo sobre lo cual no estés muy seguro o segura, en algo en lo que creas pero con duda y que quisieras realmente que fuera una convicción o una creencia arraigada en ti.

- Elige algo en lo que creas un poco, con ciertas reservas.

Paso N° 3

- Comienza a recordar el tipo de modalidades comunicativas que tienen ambas creencias (visuales, auditivas y kinestésicas).

- Recuerda que una creencia es en definitiva un estado emocional fuerte, una certeza que se tiene acerca de determinadas personas, cosas, ideas o experiencias de la vida.

- Observa cómo son las imágenes, los sonidos, las sensaciones, de cada una de las creencias; si hay movimiento, color, si el sonido está lejos o cerca, cómo es la sensación en cada caso, identifícalas bien en cada uno de los casos.

Paso N° 4

- Luego compara las modalidades comunicativas de la creencia en duda que quieres arraigar, compárala con la creencia firme que utilizaste de referencia.

- En nuestro caso, la creencia firme será algún dato un personal tuyo, y la creencia dudosa será la creencia que tienes de poder dominar el TOC.

Paso N° 5

– En este paso haremos lo siguiente: extraeremos las modalidades comunicativas de la creencia firme y las igualaremos con las modalidades comunicativas de la creencia dudosa. Es decir, identificarás las modalidades comunicativas de la creencia firme (aspectos visuales, auditivos y kinestésicos) y luego pensarás en la creencia dudosa y le colocarás las mismas modalidades comunicativas de la creencia firme (aspectos visuales, auditivos y kinestésicos).

– Genera una nueva creencia firme, con nuevas modalidades comunicativas y piensa en esta nueva creencia por un momento. Revive o crea nuevas emociones, con respecto a la creencia de poder.

Paso N° 6

– La comprobación de esta técnica es de la siguiente manera: cuando vuelvas a pensar en la creencia dudosa debe tener las mismas modalidades comunicativas de la creencia firme (visuales, auditivos y kinestésicos).

Aquí un aviso importante: hay una creencia inicial que puede darse, el planteo, que no se puede cambiar con tanta rapidez. Si esto es así, si tienes esta creencia de que no se puede cambiar con tanta rapidez hay que trabajar primero con esta creencia, para que no haya interferencia con el proceso de cambio, y que estas técnicas sean aprovechables en su totalidad.

Otra aplicación de esta técnica en el mismo proceso que vimos aquí puede utilizarse para descubrir la diferencia mental entre un estado de confusión y otro de claridad, es decir, aquello que causa confusión y lo que aparece muy claro y entendible.

Para lograr lo que quieres solo necesitas saber qué es lo que quieres..

En esta etapa de tu vida, donde quieres dominar el TOC, yo estaré siempre contigo

Atte.

Alexander Rodríguez Guzmán

LA GENIALIDAD

DE LA LOCURA

Cómo superé el Trastorno Obsesivo Compulsivo

www.dominiomental.com

www.ingramcontent.com/pod-product-compliance
Lightning Source LLC
Chambersburg PA
CBHW021403170526
45164CB00002B/480